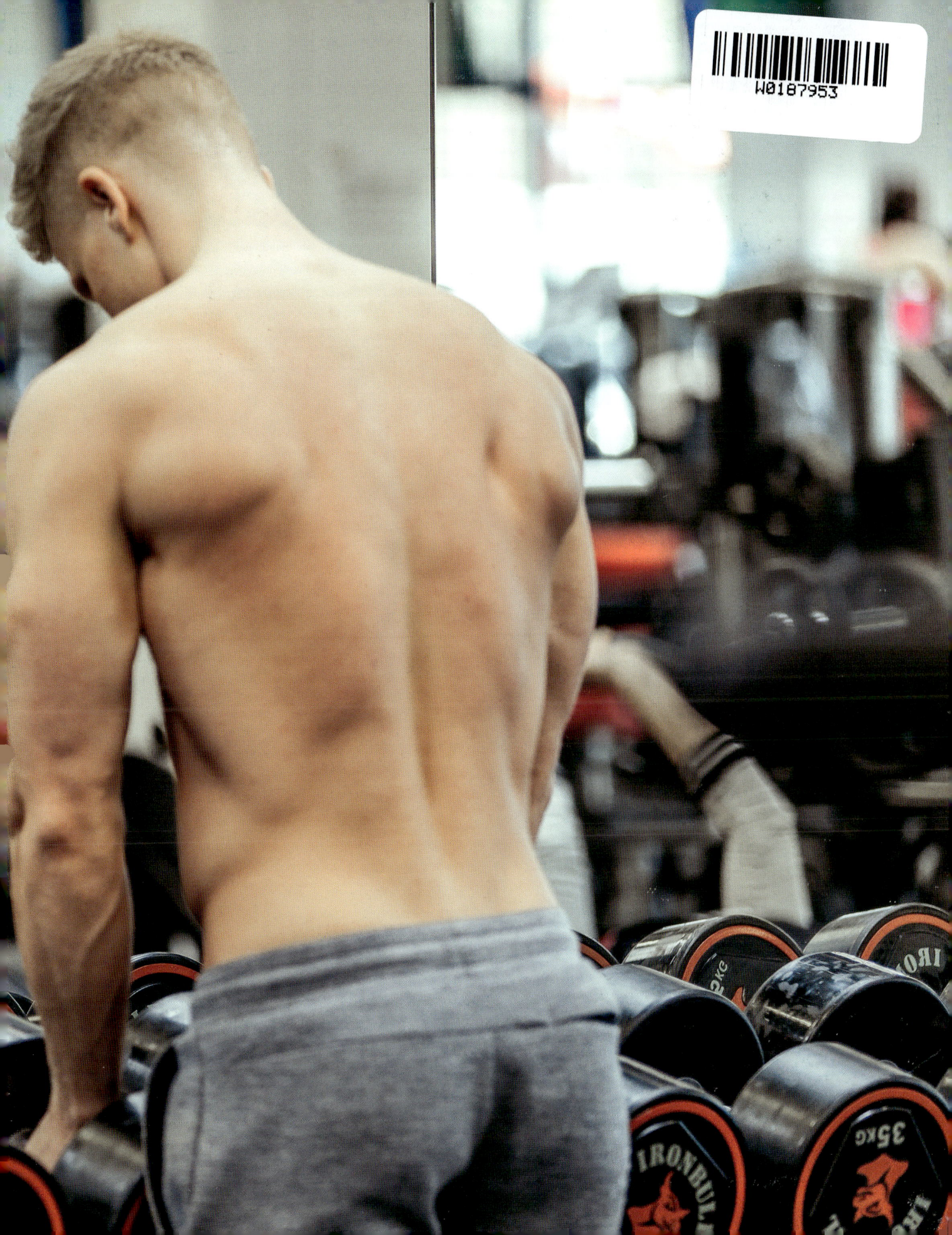

HERZLICH WILLKOMMEN IM TEAM,

herzlich willkommen in der

#FSARMY

Dieses Buch gehört:

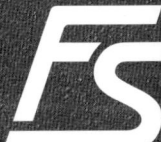

Vorwort

Du bist ab sofort eines unserer Mitglieder und hast dich für FIT&SHREDDED entschieden. Das bedeutet, du willst deine Ziele mit uns gemeinsam als Team erreichen. Diesen Schritt wirst du definitiv niemals bereuen. Ich freue mich, dass du dabei bist. Lass uns ab jetzt durchstarten und zusammen in eine erfolgreiche Zukunft gehen.

Viele Menschen wagen es nicht, einen neuen Schritt zu gehen und etwas Neues im Leben zu versuchen. Doch das ist enorm wichtig, wenn man etwas schaffen möchte, was man bis jetzt noch nicht erreicht hat. Wenn wir im Leben immer dasselbe tun, wird uns auch immer nur dasselbe gelingen. Klingt logisch, oder? Um etwas Neues zu schaffen und das Beste aus sich herauszuholen, muss man etwas ändern. Und du bist nun am besten Weg, das zu tun.

Ich habe FIT&SHREDDED und dieses Team gegründet, um so vielen Menschen wie möglich zu zeigen, was man mit einem perfekten Programm und einem richtigen Team schaffen kann. Damit DU in den nächsten 12 Wochen die beste Form deines Lebens erreichst. Damit DU den nächsten Schritt machst. Damit DU ab sofort ein Team hast, das dich unterstützt, dir hilft und mit dem du Spaß hast. Wir sind eine richtige Fitness Familie, und du bist nun mit diesem Buch ein Teil davon. Selbstverständlich wirst du das auch nach den nächsten 12 Wochen bleiben.

Doch das alleine bringt noch nichts - es muss einiges dafür getan werden. Falls du gedacht hast, dieses Programm sei ein Wundermittel und alles gehe von alleine, bist du hier falsch. Ich werde dir nicht sagen, dass du nicht für deine Ziele arbeiten musst. Im Gegenteil, du musst einiges dafür tun. Nichts im Leben ist leicht, wenn du etwas Großartiges schaffen möchtest. Doch es wird sich auszahlen und vor allem wird es dir trotzdem unglaublichen Spaß bereiten, weil du es nicht alleine machst, sondern mit allen anderen zusammen. Wenn du dieses Programm durchziehst, wirst du staunen, was du aus deinem Körper gemacht und was du erreicht hast: nämlich die beste Form deines Lebens.

Um FIT&SHREDDED zu entwickeln, habe ich lange Zeit mit Ernährungswissenschaftlern zusammen gearbeitet und mich mit erfolgreichen Athleten ausgetauscht. Wir haben ein Programm entwickelt, bei dem alles aufeinander abgestimmt ist, damit du maximale Resultate erzielen kannst.

Mittlerweile ist seit der ersten Ausgabe einige Zeit vergangen und unsere Teammitglieder haben unglaubliche Erfolge erzielt. Wir haben jegliches Feedback aufgenommen und FIT&SHREDDED mit der Zeit immer weiter verbessert und optimiert. Heute ist das Programm noch besser und du wirst sehen, was wirklich möglich ist, wenn du es durchziehst.

Wir können alles im Leben erreichen, was wir wollen, wir müssen es einfach nur TUN. Wir müssen handeln, darum geht es. Wir dürfen nicht auf Leute hören, die uns unsere Träume ausreden wollen. Glaub' an deine Träume und daran, dass du alles im Leben schaffen kannst. Versuche immer der beste Mensch zu sein, der du sein kannst. Mit diesem Programm sowie deiner Mitgliedschaft in unserem Team machst du den ersten Schritt.

Ich möchte, dass du dich nun noch einmal bewusst für dieses Programm und dieses Team entscheidest. Sprich, entscheide dich, ab sofort ein Teil von FIT&SHREDDED zu sein. Versprich dir selbst, dass du dieses Programm zu 100% durchziehst und niemals aufgibst. Versprich dir selbst, dass du auch für deine Teammitglieder da bist und ihnen bei ihren Fragen hilfst. Sie tun selbstverständlich dasselbe auch für dich. Sei ihnen gegenüber respektvoll und hab' Spaß dabei, die beste Form deines Lebens zu erreichen. Hilf ab sofort auch anderen Menschen, sich für diesen Schritt zu entscheiden und ihr Leben positiv zu ändern. Trage diese Nachricht nach außen, zeige den Menschen, wer wir sind, was dieses Team erreicht, welche Erfolge wir haben und wie sehr wir zusammenhalten.

Nochmals: GIB NIEMALS AUF. NIE, NIE, NIE!

#ONETEAM

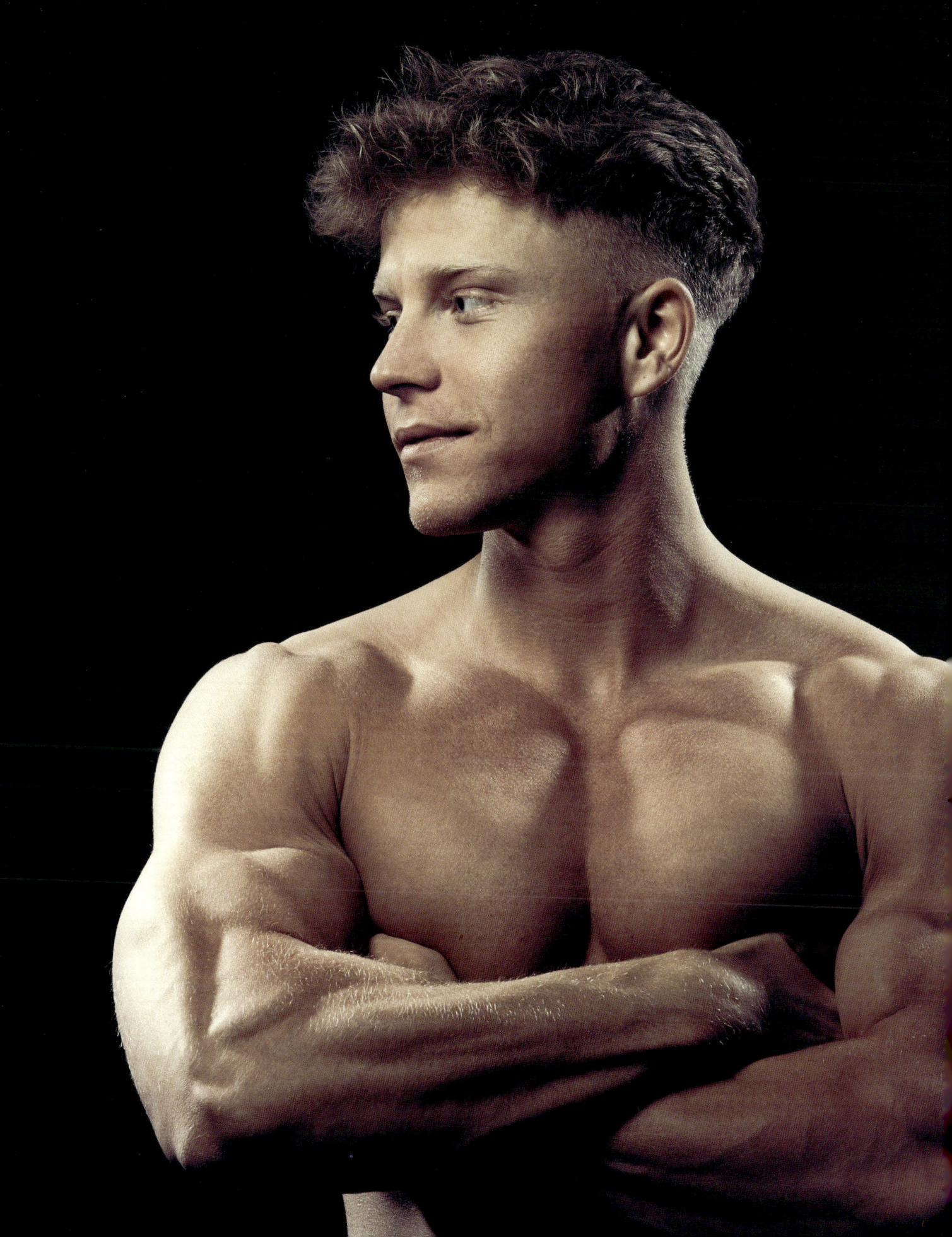

Inhalt

1. Das Programm

2. Ernährung

3. Training

Die Transformation

Warum ist es so wichtig, Vorher- und Nachherbilder zu machen?

Vorher- und Nachherfotos zu machen, gehört für mich zu den wichtigsten Punkten, wenn man damit beginnt, seinen Körper zu verändern. Vor allem bei FIT&SHREDDED ist dies für mich besonders wichtig, sozusagen ein absolutes Muss.

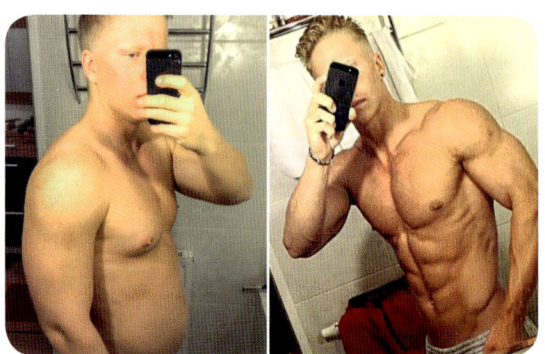

Anhand der folgenden vier Punkte erkläre ich dir, weshalb dies so

bedeutend ist:

 Deine Motivation

Ich kenne Menschen, die eine Diät gestartet haben, jedoch nach einigen Wochen ein Motivationstief hatten und meinten, es würde nichts weitergehen, sie hätten keine Erfolge und sie würden sich nicht verändern. Einige davon haben sogar aufgegeben. Der Grund war jedoch: Da sie keine Fotos gemacht haben, konnten sie nicht wissen, welche Fortschritte sie bereits erreicht hatten.

Sie haben ihren Erfolg nicht dokumentiert, und das war der Fehler. Woher soll man auch wissen, ob bereits eine Veränderung stattgefunden hat, wenn man keine Bilder gemacht hat? Für sich selbst ist das nicht so sichtbar, wie für andere Menschen, oder eben wie auf Vergleichsfotos. Deshalb ist der erste und ein enorm wichtiger Punkt: Mache Fotos für deine EIGENE Motivation!

 Das Foto deines Lebens

Wenn du diese Vergleichsfotos hast, wirst du am Ende ein unglaubliches Ergebnis sehen. Ein Ergebnis, über das andere Menschen staunen und worum dich andere beneiden werden. Ein Ergebnis, wofür andere dir ihren vollsten Respekt zeigen und dir sagen, dass es unglaublich toll ist, was du geschafft hast.

Dieses Vergleichsfoto wirst du für immer haben. Immer wenn du in einer schwierigen Phase bist, egal ob privat, beruflich oder physisch, wirst du dir diese Veränderung ansehen und dir denken: „Wow, das habe ich geschafft. Ich kann so viel schaffen im Leben, wenn ich es wirklich möchte." Dieses Foto wird dir enormes Selbstbewusstsein geben und auch andere Menschen beeindrucken.

3   Andere Menschen inspirieren

Nun kommen wir zu einem Punkt, den viele Menschen leider vernachlässigen, weil sie nur an sich selbst denken: Wenn man etwas im Leben erreicht und schafft, ist man oft stolz auf sich selbst und das war's dann. Doch dabei vergisst man etwas Wichtiges: Es ist unser Auftrag, dann auch anderen Menschen zu helfen, sie zu motivieren und ihnen zu zeigen, was möglich ist, wenn sie wirklich hart für etwas arbeiten. Das ist unsere Aufgabe, bitte merk' dir das.

Vielleicht wurdest du selbst auch inspiriert, mit FIT&SHREDDED zu starten, weil du Ergebnisse aus dem Team gesehen hast. Aber was wäre, wenn diese Personen keine Fotos gemacht hätten, und du somit keine ihrer Veränderungen mitbekommen hättest? Eventuell hättest du dann nicht diesen Schritt gewagt, der vielleicht extrem viel für dich in der Zukunft bedeuten wird? Und so ist es auch bei anderen Menschen.

Und dazu kommt: Wenn du andere motivierst und ihnen zeigst, was möglich ist, und sie dadurch in unser Team kommen, Erfolge haben und ihr Leben positiv verändern, stärkt das auch noch einmal extrem dein eigenes Selbstbewusstsein. Für mich gibt es nichts Schöneres im Leben, als anderen zu helfen und einen Teil dazu beizutragen, dass andere Menschen etwas schaffen, stolz auf sich selbst und einfach glücklicher in ihrem Leben sind.

4   Wir sind ein Team

Der letzte und wichtigste Punkt: Wir sind ein Team. Unsere Aufgabe ist es, den Menschen zu zeigen, welche Erfolge wir als Team haben und was wir schaffen, wie positiv wir denken und welchen Zusammenhalt wir haben. Wir müssen immer größer werden und mehr Menschen dazu bringen, ihr Leben positiv zu verändern und ein Teil von uns zu werden.

Als Team haben wir die Möglichkeit, viel mehr Leute zu erreichen als dies alleine möglich wäre. Hier sieht man unsere Erfolge und hier motivieren wir die anderen am meisten. Irgendwann soll jeder unseren Namen und die Erfolgsgeschichten unseres Teams kennen und wissen, dass wir eine richtige Fitness Familie sind.

Dein neues Ich

DAS FOTO DEINES LEBENS

Hier einkleben

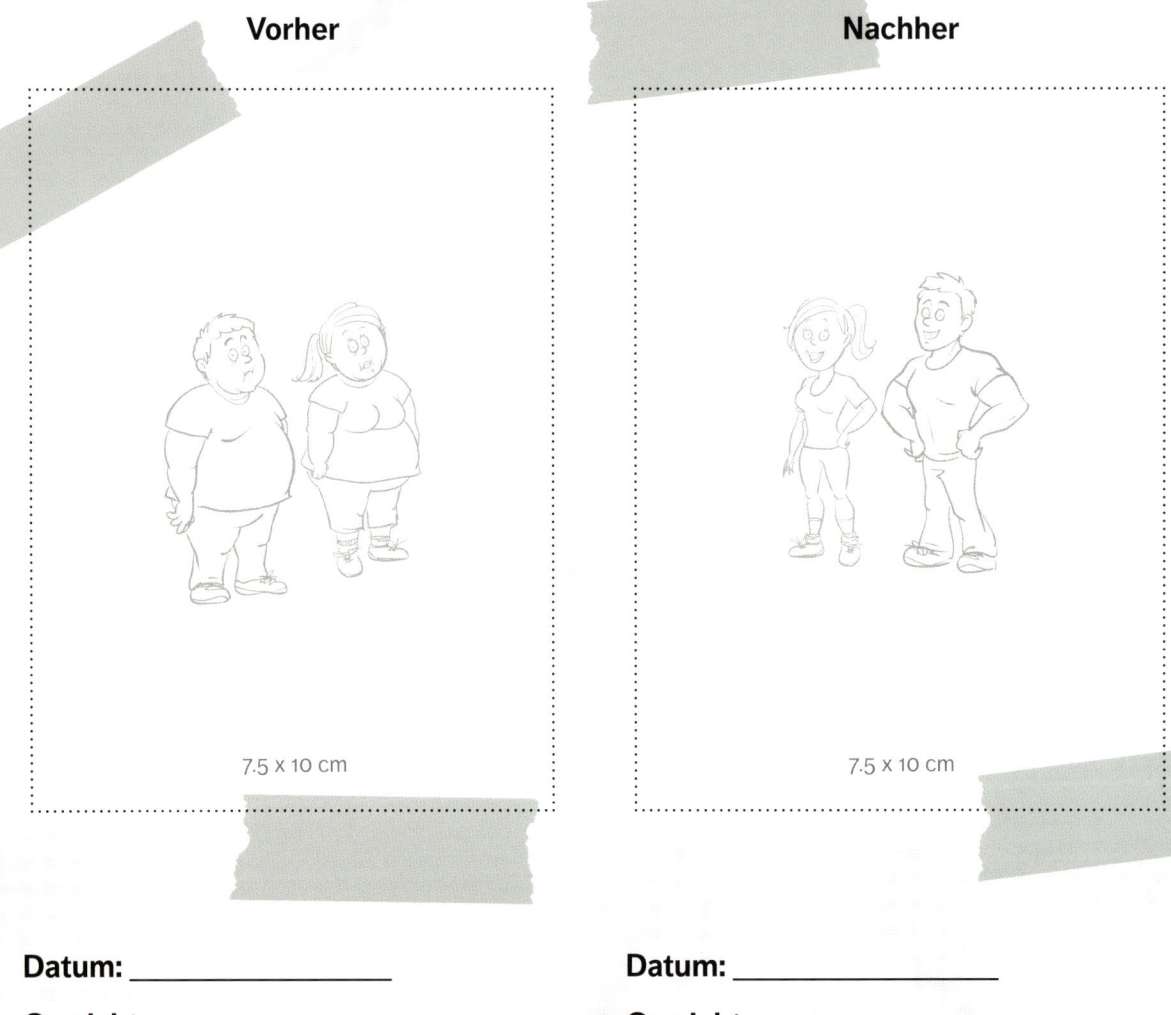

Vorher

7.5 x 10 cm

Nachher

7.5 x 10 cm

Datum: _____

Gewicht: _____

Datum: _____

Gewicht: _____

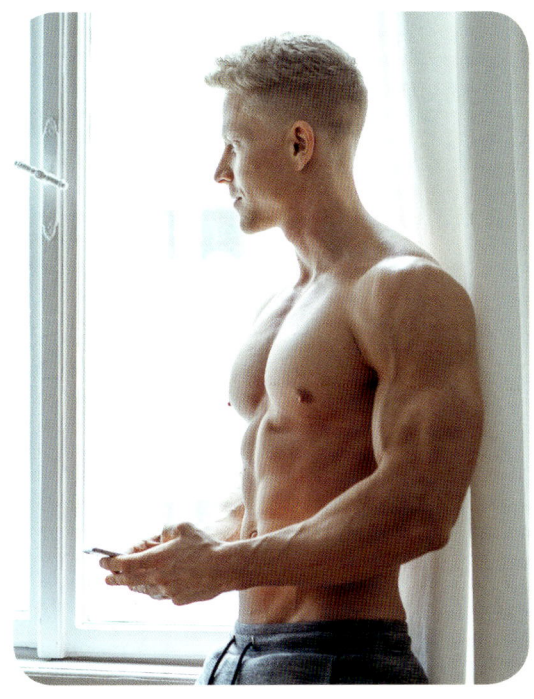

Mache unbedingt deine Vorherbilder, bevor du nun mit FIT&SHREDDED startest, und deine Nachherbilder, wenn du das Programm erfolgreich absolviert hast. Mache auch nach jeder Phase Update Bilder, sprich nach Phase A, nach Phase B und dann natürlich nach Phase C von deinem Ergebnis.

Mein Tipp: Lieber mehr Fotos als zu wenig! In verschiedenen Perspektiven (von vorne, seitlich), im Spiegel, lass andere Personen Aufnahmen von dir machen, etc. Du wirst dir später danken, lieber mehr Fotos gemacht zu haben, als zu wenig. Ich spreche hier aus Erfahrung.

Speichere diese Fotos und hebe sie gut auf. Mache, wie gerade erwähnt, nach jeder Phase ein Update und sende mir deine komplette Geschichte danach zu. Je mehr Bilder du hast, umso besser, damit wir andere Menschen mit deinem Ergebnis und deiner Geschichte motivieren können. Das ist unsere Aufgabe als Team!

Bitte schicke all deine Fotos (Vorherbilder, Nachherbilder, gerne auch Bilder während des Programms) **per E-Mail an:**

transformation@davidlengauer.com

Wichtig ist: Bitte beschrifte die Bilder gut, damit wir uns auskennen, welches Foto zum Beispiel vom Anfang, oder welches das Ergebnis ist. Außerdem wären mehrere Informationen von dir sehr wichtig, folgende Punkte gebe ich dir als Vorlage:

Informationen: Name, Alter, wie viel Kilo du mit FIT&SHREDDED in welcher Zeit verloren hast.

Frage 1: Wieso hast du mit FIT&SHREDDED begonnen? Warst du unzufrieden mit dir selbst?

Frage 2: Wie sehr hat dir das Team geholfen? Was bedeuten ein Team, die Unterstützung und der Zusammenhalt für dich?

Frage 3: Was ist dein persönliches Fazit aus FIT&SHREDDED? Sprich: Was bedeutet das für dein Leben?

Frage 4: Was bedeutet dieses Team für dich in der Zukunft? Was wünschst du dir? Bleibst du in diesem Team dabei?

Wenn du FIT&SHREDDED fleißig absolviert hast, werden wir deine Transformation selbstverständlich posten, wenn du das auch möchtest. Vielleicht kommt sie sogar auf meine Homepage. Unser Ziel ist es, mit deinem Ergebnis andere Menschen zu motivieren und ihnen zu zeigen, was du geschafft hast, was auch sie selbst schaffen können und was alles möglich ist.

Mit deinem Ergebnis bist du offiziell in unserem Team verewigt. Ich empfehle dir wirklich, diese Fotos auch auszudrucken und hier einzukleben. Es ist unglaublich toll, dies dann anderen Menschen zu zeigen. Viele sind zu bequem, so etwas zu machen, und bereuen es dann im Nachhinein.

Über mich

Mein Name ist David Lengauer. Bereits seit mehreren Jahren bin ich Personal Trainer und Vorbild für viele, die mir auf Social Media folgen. Ich habe in unzähligen Gesprächen mit meinen Kunden und Followern erfahren, weshalb die meisten von ihnen nicht das erreichen, was sie sich zum Ziel setzen.

Deshalb habe ich es mir zur Aufgabe gemacht, möglichst viele von ihnen dazu zu motivieren, ihre Ernährung umzustellen sowie ihre Gesundheit und Fitness zu verbessern. Es ist mir sehr wichtig, ihr Leben positiv zu verändern und sie dazu zu bringen, Teil meines Teams zu werden. Denn ein Team zu haben, ist für mich der wichtigste Grund, ein Ziel auch wirklich zu erreichen.

Ernährung spielt für mich die größte Rolle, wenn es darum geht, etwas verändern zu können. Diese entscheidet darüber, wie gesund und leistungsfähig wir sind, wie wir uns insgesamt fühlen, in welcher körperlichen Fitness und vor allem Form wir uns befinden.

Das schönste Gefühl ist für mich, wenn ich etwas dazu beitragen kann, dass Menschen ihren Lebensstil positiv verändern und somit ein viel glücklicheres und gesünderes Leben führen. Das zu schaffen, sehe ich als wichtigste Aufgabe und Motivation, täglich 110% für meine Follower und Teammitglieder zu geben.

Ziel ist es, unsere Community weiter aufzubauen und somit noch viel mehr Personen die Möglichkeit zu geben, ihren Wunschkörper zu erreichen, mental stärker und selbstbewusster zu werden und damit auch Vorbild für andere zu sein. Dabei spielt es keine Rolle, ob man Anfänger ist, oder bereits länger Sport betreibt.

Ich möchte jedem zeigen, dass alles zu schaffen ist, was er oder sie sich zum Ziel setzt. Aus diesem Grund habe ich unser Team gegründet, mit dessen Hilfe das definitiv möglich ist.

Wir sind EINE Community, die zusammenhält, sich gegenseitig unterstützt und motiviert, einander stärkt und füreinander da ist. Ich nenne sie deshalb auch „Fitness Familie", mit der es uns gelingt, viel stärker und erfolgreicher zu sein, als alleine diesen Weg zu gehen. Gemeinsam macht es zudem einfach unglaublich Spaß.

Ich sehe es somit als meinen Auftrag, einer Vielzahl von Menschen zu helfen, ein gesundes, fittes und glückliches Leben zu führen. Irgendwann sollen möglichst viele unsere Erfolge kennen und mithelfen, andere zu motivieren und etwas in ihrem Leben zu ändern.

David Lengauer

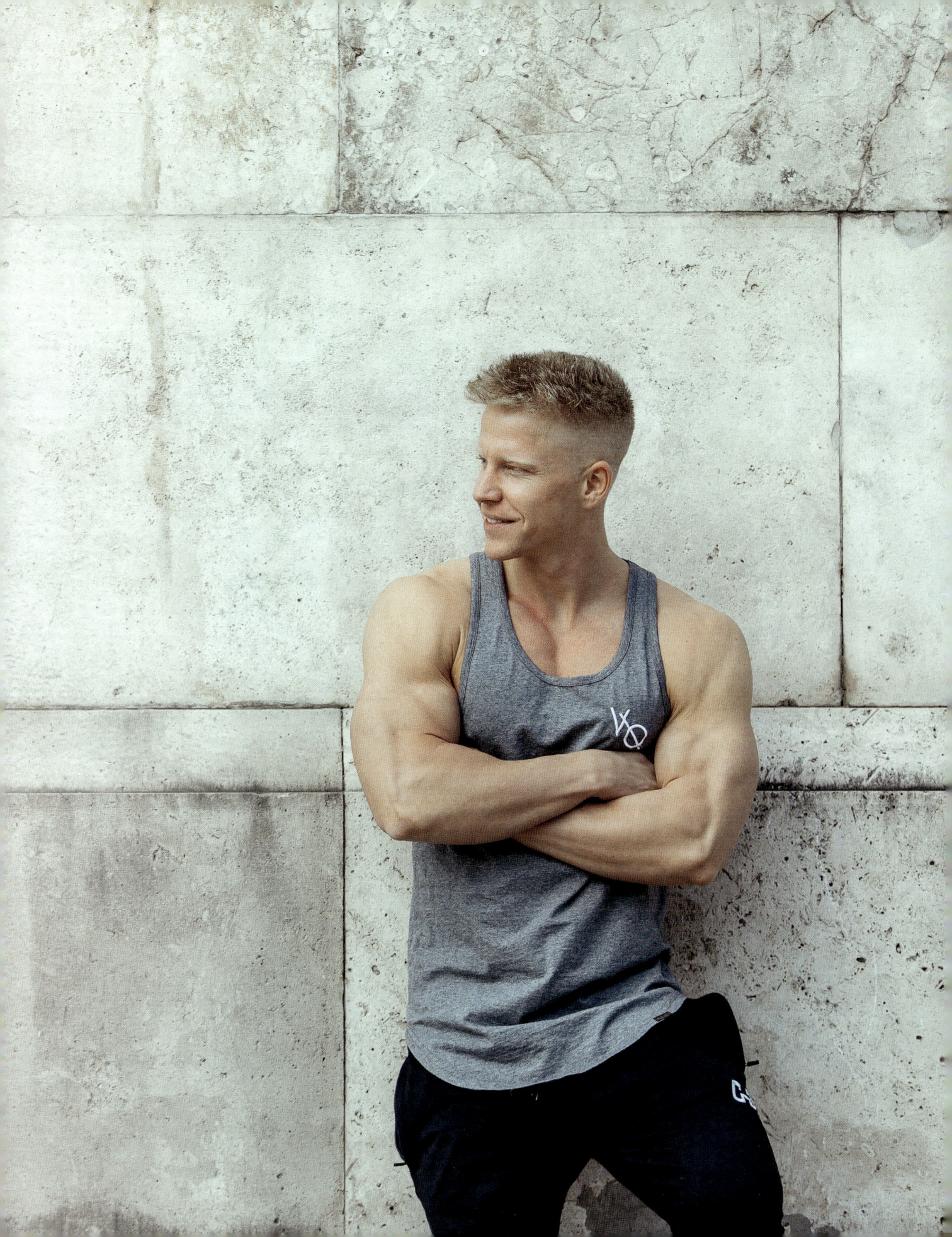

Das Team

UNSERE TEAMGRUPPE

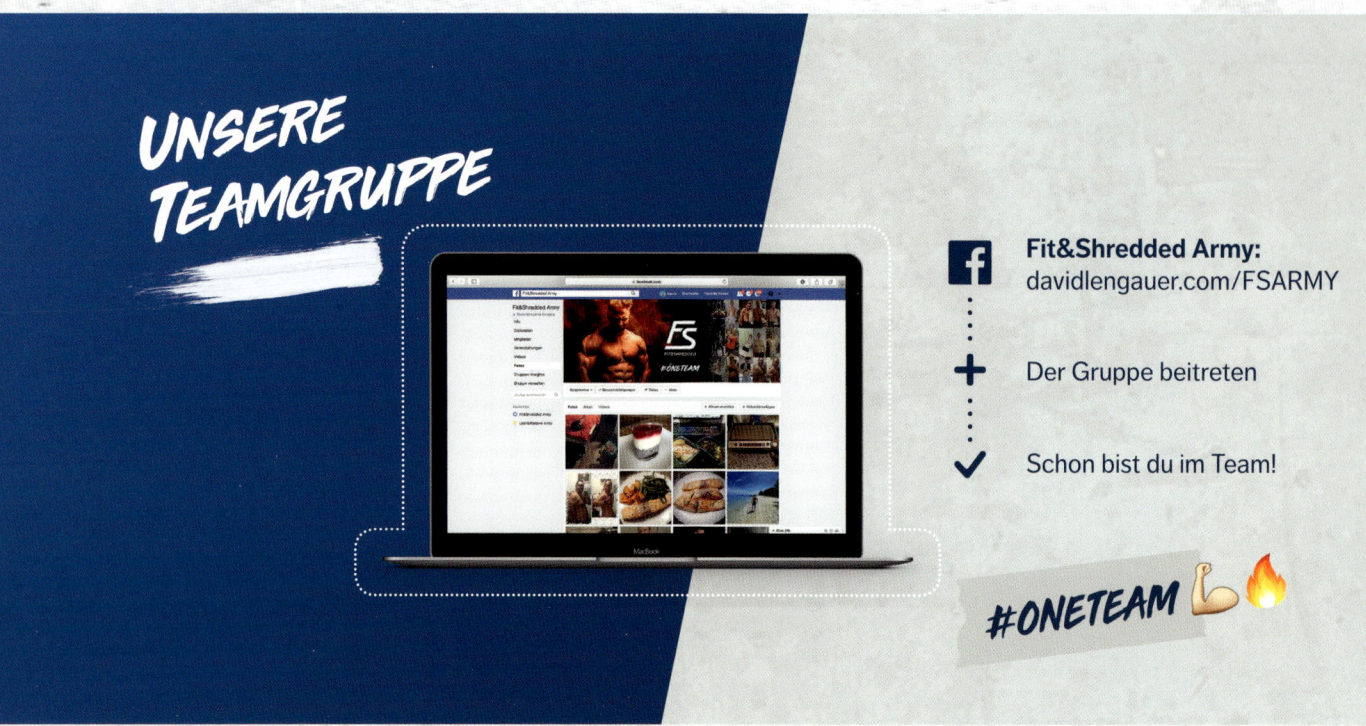

#ONETEAM 💪🔥

Dein Weg ins Team -
Unsere exklusive Teamgruppe

Da du ein FIT&SHREDDED Mitglied bist und offiziell zum Team gehörst, hast du Zugang zu der exklusiven „Fit&Shredded Army" Teamgruppe auf Facebook. Dort sind nur Mitglieder, die gerade wie du das Programm absolvieren oder bereits absolviert haben. Dieses Buch ist deine exklusive Eintrittskarte dafür – damit ist gewährleistet, dass das komplette Team mit demselben Trainings- und Ernährungssystem arbeitet und dadurch gemeinsam maximale Erfolge erzielen kann. Jedes Buch bedeutet somit einen Zutritt in unsere Teamgruppe.

Klicke bei der Gruppe auf „beitreten" und ich werde deine Anfrage dafür selbstverständlich sobald wie möglich bestätigen. Du kannst dich gerne einmal in der Gruppe vorstellen. Ich bin mir sicher, dass du herzlich aufgenommen wirst und dir alle Mitglieder bei deinen Fragen weiterhelfen.

Außerdem beantworte ich persönlich dort so oft wie möglich Fragen und stehe allen mit hilfreichen Tipps und Motivation zur Seite.

Falls du nicht sofort aufgenommen wirst, kann das den Grund haben, dass dein Facebookname nicht mit dem Namen, mit dem du dieses Buch gekauft hast, übereinstimmt. Sende dann bitte eine E-Mail an:

support@davidlengauer.com

Sende deinen Facebooknamen, eine kurze Erklärung, worum es geht sowie deine Bestellnummer oder einen anderen Kaufbeweis. Danach wirst du sobald wie möglich angenommen. Ich freue mich auf eine geile, gemeinsame Zeit und darauf, dich bald in der Teamgruppe zu begrüßen!

Wozu braucht man ein Team?

Vor längerer Zeit habe ich mir viele Gedanken darüber gemacht, wie es gelingen kann, im Leben noch erfolgreicher zu werden, motivierter zu sein und seine eigenen Ziele noch besser und vor allem leichter zu erreichen. Es darf kein „Muss" sein, etwas umzusetzen, sondern man sollte es wirklich aus vollem Herzen wollen. Wichtig ist dabei jedoch vor allem Spaß zu haben, denn dann ist alles noch viel einfacher.

Viele meiner Kunden und Follower haben die von mir empfohlene Ernährung und das Training so gut wie möglich umgesetzt. Dennoch wirkte es auf mich oft, als ob sie einen Kampf gegen sich selbst führen würden, der immer wieder mit einem Motivationstief geendet hat. Den Satz „... doch dann habe ich einfach die Motivation verloren", habe ich bereits gefühlte tausend Mal gehört. Ich musste etwas tun, und vor allem musste ich etwas ändern.

Irgendwann habe ich an mich selbst gedacht und bemerkt, dass ich - wenn ich in meinem Leben nicht alleine, sondern mit anderen Menschen im Team gemeinsam an einem Ziel gearbeitet habe – selbst viel mehr erreicht habe und vor allem auch viel einfacher an mein Ziel gekommen bin. Natürlich ist es möglich, alleine etwas zu schaffen – die Gefahr zu scheitern, ist jedoch viel größer. Mir wurde klar, dass es das in einem Team nicht gibt.

In einem Team kann man nicht einfach so aufgeben, da es das Wichtigste ist, GEMEINSAM Erfolg zu haben. Dort gibt es Teamkameraden, die alle an einem Strang ziehen und dabei GEMEINSAM ein bestimmtes Ziel verfolgen. Dadurch ist man viel stärker, denn die anderen Mitglieder ziehen einen automatisch mit. Der größte Vorteil dabei ist, dass die Möglichkeit besteht, sich bei jeder Frage und jedem kleinen Problem Unterstützung von seinen Teamkameraden zu holen – denn dafür ist ein Team da.

Die Motivation ist viel größer, man pusht und unterstützt sich gegenseitig, tauscht sich gedanklich aus und gewinnt auch Freunde, die alles mit einem teilen.

Ein Team um sich zu haben, gibt einem unglaublich viel Kraft, die man alleine niemals aufbringen könnte. Was wäre ein erfolgreicher Fußballer ohne seiner Mannschaft? Was wäre ein Skifahrer ohne sein Trainerteam? Die Motivation, etwas durchzuziehen und etwas zu schaffen, kann alleine niemals so groß sein wie mit und in einem Team.

Das alles wurde mir irgendwann klar und ich wusste, wenn wir wirkliche Erfolge haben möchten, muss ich ein Team aufbauen, welches es in dieser Form noch nicht gibt. Ein Team, mit einem riesigen Zusammenhalt. Ein Team, das füreinander da ist und sich bei ALLEM unterstützt, damit wir GEMEINSAM noch größere Erfolge erzielen.

Und das habe ich getan. Ich habe eine exklusive Teamgruppe für unsere Mitglieder auf Facebook erstellt. Jede Person, die das FIT&SHREDDED sowie das LEAN&MASSIVE Programm besitzt und damit arbeitet, ist ein offizielles Mitglied und hat Zugang dazu.

Nach einiger Zeit waren wir bereits über 1000 Mitglieder. 1000 Mitglieder, die füreinander da sind, sich unterstützen, sich helfen, jede Frage beantworten und sich wie eine große Fitness Familie fühlen. Innerhalb von 30 Tagen hatten wir oft über 14.000 Kommentare, Reaktionen und Beiträge. Immer mehr Menschen haben bemerkt, was hier entsteht, welchen einzigartigen Zusammenhalt es bei uns gibt und wie einfacher es dadurch wird, die eigenen Ziele zu erreichen.

Es hat geklappt - wir sind ein unglaubliches Team, welches immer größer und größer wird.

#ONETEAM

Das Programm

1

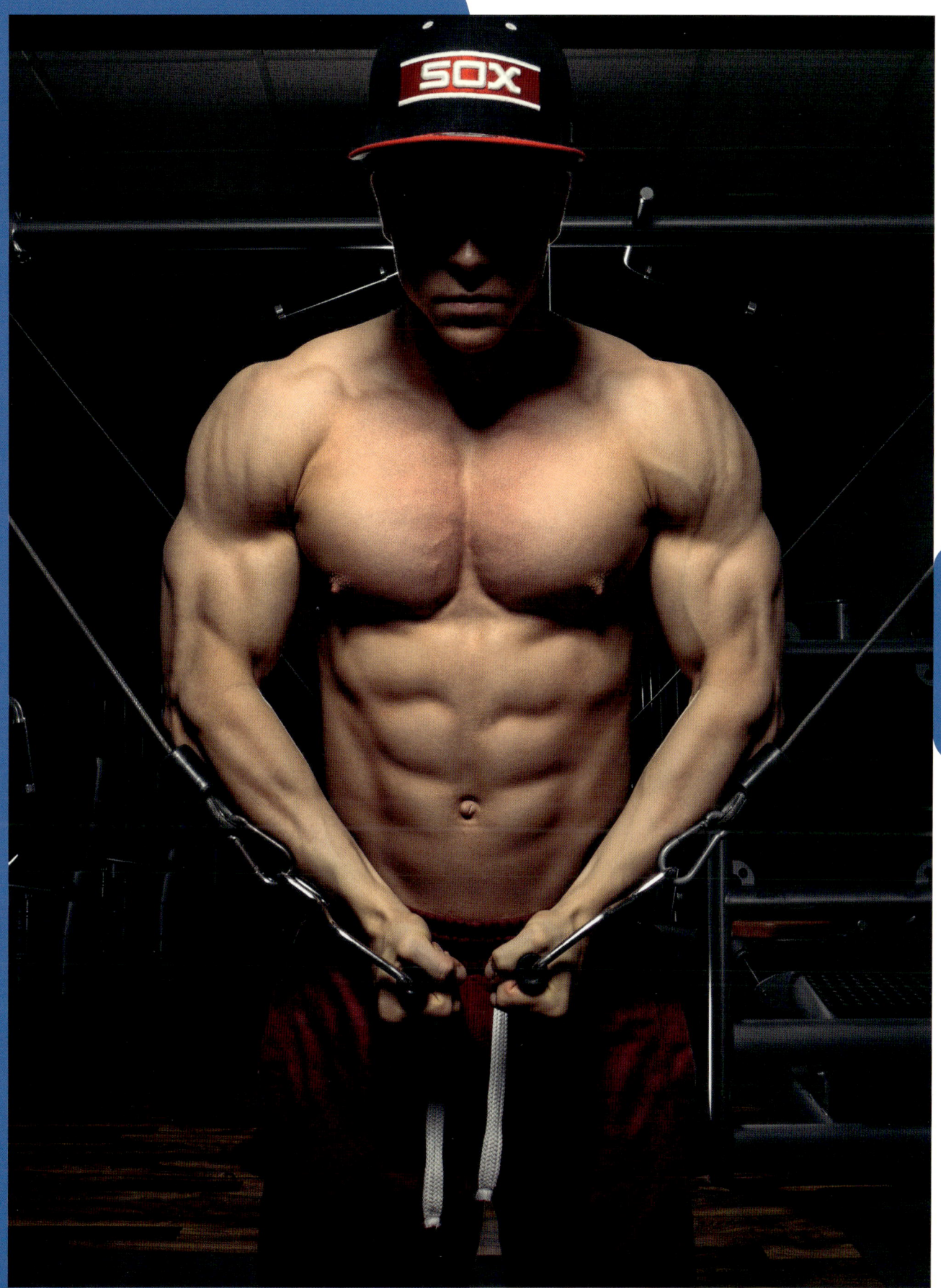

Das FIT&SHREDDED Programm

FIT&SHREDDED ist das perfekte Programm, um dir zu zeigen, wie du so schnell wie möglich das Maximum aus deinem Körper herausholen kannst. Ich habe sehr lange daran gearbeitet, mir all dieses Wissen anzueignen und möchte es dir nun weitergeben.

Mit diesem Programm lernst du, wie du auf schnellstem Wege so viel Fett wie möglich verlieren und trotzdem nebenbei Muskelmasse aufbauen bzw. zumindest erhalten kannst.

FIT&SHREDDED ist nicht nur ein Programm, bei dem du deinen Körper veränderst. Es geht um viel mehr. Wenn du dies durchziehst, lernst du Disziplin sowie Durchhaltevermögen und du baust unfassbar viel Selbstbewusstsein auf. Du lernst, wie es ist, in einem Team zu arbeiten und auch anderen Menschen auf ihrem Weg zu helfen. Im Grunde genommen wirst du ein anderer Mensch - ein Mensch, der ein hohes Selbstwertgefühl hat und der stolz auf das ist, was er leistet.

Viele der Teammitglieder führen seither ein komplett anderes Leben. Sie wurden bei ihren Mitmenschen viel beliebter und konnten die erlernte Disziplin in andere Lebensbereiche mitnehmen. Sie wurden selbstbewusster, knüpften neue Kontakte, wurden glücklicher und ausgeglichener.

Und bei all diesen positiven Aspekten hatten sie natürlich alle etwas gemeinsam: DIE BESTE FORM IHRES LEBENS.

Was erwartet dich in diesem Programm?

FIT&SHREDDED ist ein 12-wöchiges Transformations-Programm, bei dem man so viel Fett wie möglich verliert und nebenbei sogar Muskulatur aufbauen kann. Ja, das ist machbar! Es gibt hierzu sogar wissenschaftliche Studien, die zeigen, dass Fettabbau und Muskelaufbau gleichzeitig funktionieren.

Das Programm ist unterteilt in 3 verschiedene Phasen, jeweils mit einem leicht unterschiedlichen Training sowie einer unterschiedlichen Ernährung für die jeweilige Phase. Somit wird gewährleistet, alle Bereiche perfekt abzudecken, um am Ende das beste Ergebnis zu erzielen. In Bezug auf Ernährung sind diese Phasen individuell auf dich angepasst, dies kommt darauf an, wie viel du wiegst oder wie viel du dich in deinem Alltag bewegst.

Es gibt wie gesagt 3 Phasen, unterteilt in A, B und C. Jede Phase dauert exakt 4 Wochen und in jeder Phase nimmst du eine unterschiedliche Anzahl an Kalorien zu dir.

Ist die jeweilige Phase vorbei, beispielsweise Phase A, startest du mit Phase B. Damit arbeitest du wieder die nachfolgenden 4 Wochen. Nach diesen 4 Wochen folgt dann Phase C für die letzten 4 Wochen.

Wichtig ist, dass du mit diesem Programm wirklich arbeitest und es nicht nur kurz überfliegst. Lies es dir gut durch und setze dann die Schritte um, wie beispielsweise die Anpassung der Ernährung sowie dein Training.

Du kannst FIT&SHREDDED auch als 4-Wochen-Challenge nutzen, falls du beispielsweise nur wenig Fett zu verlieren hast oder noch so schnell wie möglich vor einem bestimmten Zeitpunkt in absolute Topform kommen willst und sich 12 Wochen nicht ausgehen. Mehr dazu erfährst du auf Seite 22.

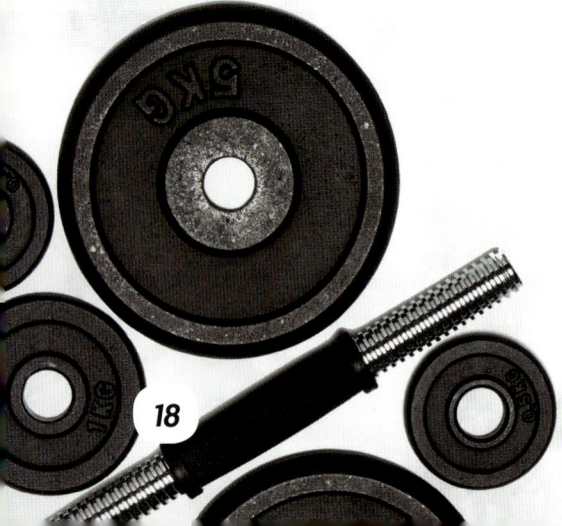

Wie funktioniert
der Fettabbau?

Das größte Ziel von FIT&SHREDDED ist es, so viel Körperfett wie möglich zu verlieren, um in absolute Topform zu kommen. Um dies zu erreichen, benötigt der Körper vor allem eines: ein Kaloriendefizit.

Ein Kaloriendefizit bedeutet, dass du weniger Kalorien zu dir nimmst, als du am Tag verbrauchst. Dies kann vor allem durch zwei Dinge erreicht werden: Ernährung und Bewegung. Dadurch fehlt deinem Körper Energie, die er von deinen Fettreserven abzweigt - somit baust du Körperfett ab.

Der tägliche Gesamtumsatz an Kalorien, sprich wie viel du am Tag verbrauchst, teilt sich grob auf in:

- Grundumsatz
- Leistungsumsatz, der sich wiederum in Alltagsaktivitäten und sportliches Training aufteilt

Der Grundumsatz

Der Grundumsatz ist die Energie, die dein Körper in völliger Ruhe benötigt, um seine Funktionen aufrecht zu erhalten. Dazu gehört unter anderem die Atmung, Verdauung und die Regulierung der Körpertemperatur. Der Grundumsatz wird außerdem von Faktoren wie beispielsweise deinem Körpergewicht sowie deinem Geschlecht beeinflusst.

Der Leistungsumsatz

Der Leistungsumsatz berücksichtigt die körperliche Tätigkeit, sprich Alltagsaktivität und sportliches Training.

Durch Alltagsaktivitäten können wir recht einfach unser Kaloriendefizit erhöhen. Hierzu zählen ganz normale Tätigkeiten wie Gehen oder Hausarbeit.

Das sportliche Training beinhaltet alle sportlichen Inhalte eines Trainings - sei es Krafttraining oder jegliche andere Sportarten, die Kalorien verbrennen und dadurch ebenfalls das Kaloriendefizit erhöhen.

Der Fettabbau bei FIT&SHREDDED

Selbstverständlich muss dieses Kaloriendefizit optimal an dich angepasst sein. Wenn das Defizit zu hoch ist - sprich, du zu wenig Kalorien zu dir nimmst - wirst du nicht nur Fett, sondern auch Muskeln abbauen. Wenn das Kaloriendefizit zu niedrig ist - sprich du zu viele Kalorien zu dir nimmst - wird alles viel länger dauern und du wirst zu langsam abnehmen. Dies halte ich für kontraproduktiv, da du dann umso später in eine Aufbauphase starten kannst.

Um für dich alles zu vereinfachen, wurde bei FIT&SHREDDED eine Formel entwickelt, die dir deine optimalen Kalorien ausrechnet, die du in den verschiedenen Phasen zu dir nehmen sollst, um bestmögliche Ergebnisse zu erzielen. Dadurch hast du ein perfektes Kaloriendefizit, das individuell an dich angepasst ist.

Wichtig ist natürlich auch effizientes Krafttraining, um optimale Muskelreize zu setzen. Wir müssen dem Körper zeigen, dass wir die Muskulatur brauchen und er diese nicht abbauen darf, sondern lediglich Körperfett.

Muskelaufbau bei FIT&SHREDDED

Ist das wirklich möglich? Ja, ist es! Nur weil man eine Diät macht, bedeutet dies nicht, dass der Körper nebenbei keine Muskeln aufbauen kann. Genau dieser Vorgang, sprich Fettabbau mit gleichzeitigem Muskelaufbau, wird Body Recomposition genannt. Dieser Prozess ist jedoch nicht bei allen Menschen möglich.

Welche Menschen können eine Body Recomposition durchführen?

* Eher Anfänger
* Menschen mit einem sehr hohen Körperfettanteil
* Menschen, die früher bereits mehr Muskelmasse hatten

Sollte mindestens einer dieser Punkte auf dich zutreffen, dann wirst du wahrscheinlich mit FIT&SHREDDED eine Body Recomposition durchführen. Sollte keiner dieser Punkte zutreffen, weil du schon sehr fortgeschritten bist, wird eine Body Recomposition nur sehr schwer möglich sein.

Während dieses Prozesses sollte auf folgende Dinge achtgegeben werden:

* genügend Protein zuführen
* Gesamtkalorien einhalten
* optimale Muskelreize im Training setzen
* Kraft steigern, sprich Progression erzielen

Wie du dies umsetzt, wird dir bei FIT&SHREDDED genau gezeigt. Sollte eine Body Recomposition nicht möglich sein, ist es das Ziel, durch effizientes Krafttraining optimale Muskelreize zu setzen, um keine Muskulatur zu verlieren.

Wie oft im Jahr FIT&SHREDDED?

Generell bedeutet eine Diät - also ein Kaloriendefizit zu fahren - immer Stress für den Körper. Es ist auch nicht eine optimale Phase für uns Menschen, sprich wir sollten auf keinen Fall zu oft eine Diät durchführen. Dies wäre beispielsweise auch für unseren Hormonhaushalt nicht sehr gesund.

Der wichtigste Grund für mich ist, dass man in der Zeit, in der man sich im Kaloriendefizit befindet, natürlich viel schwerer Muskulatur aufbauen kann. Bei sehr fortgeschrittenen Personen funktioniert dies teils gar nicht, wie du bereits erfahren hast. Dies ist bereits der erste logische Grund, wieso niemand von uns zu oft eine Diät machen sollte. Es ist absolut notwendig, dass du dich nicht zu lange in einer Diät befindest, sondern danach auch neue Muskulatur aufbaust.

Somit ist die Grundregel ganz klar: Ein bis zwei Mal im Jahr FIT&SHREDDED absolvieren und damit in Topform kommen, in der restlichen Zeit sauber Muskeln aufbauen mit LEAN&MASSIVE, ohne dabei unnötiges Körperfett anzusetzen. Ich persönlich absolviere FIT&SHREDDED meistens vor dem Sommer, oder auch zu einem anderen Zeitpunkt im Jahr, wann es gerade passt, beispielsweise ab Neujahr.

Was passiert nach FIT&SHREDDED?

Wenn du noch weiter Fett verlieren möchtest, arbeite einfach mit Phase C weiter, bis du deine Wunschform erreicht hast.

Wenn du - wie der Großteil - nach FIT&SHREDDED in Topform bisthast, ist die Antwort klar: Du solltest eine perfekte Aufbauphase starten und nicht mehr weiter diäten! Genau aus diesem Grund wurde das zweite Trainings- und Ernährungsprogramm von uns entwickelt: LEAN&MASSIVE.

LEAN&MASSIVE ist unser Programm für den maximalen, aber trotzdem sauberen Muskelaufbau. Ziel ist es, damit nicht nur so viel saubere Muskelmasse wie möglich aufzubauen, sondern dabei ebenso so wenig unnötiges Körperfett wie möglich anzusetzen. Um das zu erreichen, haben wir über ein halbes Jahr mit mehreren Experten daran gearbeitet und können mit Stolz sagen: Es ist das beste Muskelaufbauprogramm, das ich mit meinem Team entwickeln konnte.

Es ist für unseren Körper absolut wichtig, sich nicht durchgehend in einer Diät zu befinden, um in Form zu kommen, sondern dazwischen neue Muskulatur aufzubauen. Um dies effizient zu schaffen, braucht es wesentlich mehr als einen Trainingsplan und einfach viel zu essen. Viele stopfen sich in ihrer sogenannten „Massephase" enorm viele Kalorien hinein, setzen somit viel zu viel Körperfett an und müssen schon sehr bald eine Diät machen, was den Muskelaufbau und die Steigerung im Training unterbricht.

LEAN&MASSIVE ist auf FIT&SHREDDED aufgebaut und dessen Fortsetzung. Es ist wie FIT&SHREDDED sowohl für Männer, als auch für Frauen entwickelt worden, wieder mit unterschiedlichen Berechnungen. Ziel ist es, ein bis zweimal im Jahr mit FIT&SHREDDED in Topform zu kommen und die restliche Zeit durchgehend mit LEAN&MASSIVE neue, saubere Muskulatur aufzubauen, stärker zu werden und gleichzeitig lean zu bleiben, sprich dabei wenig Körperfett anzusetzen.

Ich empfehle dir aus vollster Überzeugung, dies so umzusetzen. Beide Programme sind aufeinander aufgebaut und sind die Fortsetzung voneinander - dies war absolut unser Ziel. So möchten wir für alle Teammitglieder durchgehend im ganzen Jahr optimale Ergebnisse und Resultate gewährleisten. Wir als Team können so immer besser und besser werden, und unseren Körper stetig weiterentwickeln.

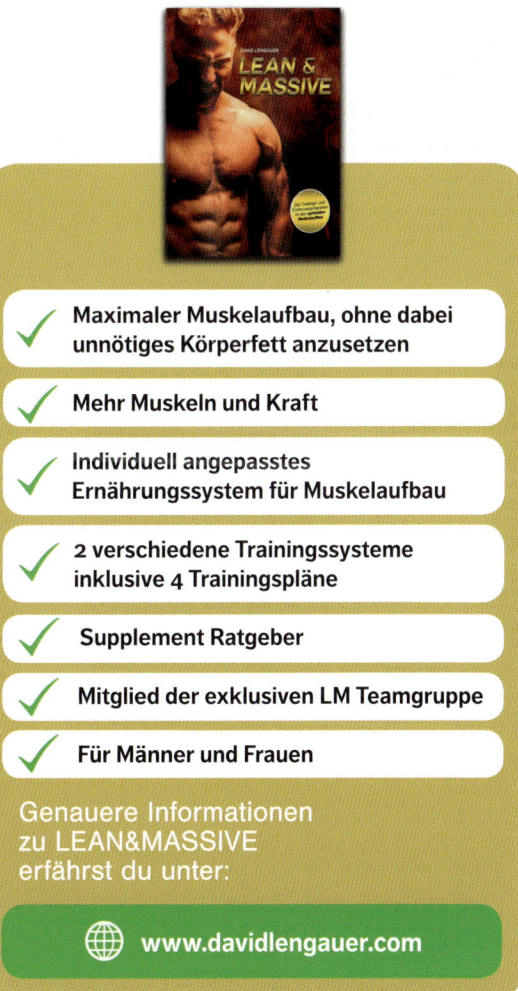

✓ **Maximaler Muskelaufbau, ohne dabei unnötiges Körperfett anzusetzen**

✓ **Mehr Muskeln und Kraft**

✓ **Individuell angepasstes Ernährungssystem für Muskelaufbau**

✓ **2 verschiedene Trainingssysteme inklusive 4 Trainingspläne**

✓ **Supplement Ratgeber**

✓ **Mitglied der exklusiven LM Teamgruppe**

✓ **Für Männer und Frauen**

Genauere Informationen zu LEAN&MASSIVE erfährst du unter:

🌐 **www.davidlengauer.com**

Musst du alle
12 Wochen absolvieren?

Dies kommt ganz darauf an, wie viel Körperfett du derzeit besitzt und verlieren möchtest. Grundsätzlich ist FIT&SHREDDED ein 12 Wochenprogramm, sprich es sind alle 12 Wochen optimal aufeinander aufgebaut. Wenn du somit einiges an Körperfett abnehmen möchtest, absolviere alle 12 Wochen exakt nach Plan.

Solltest du nicht sehr viel Körperfett haben, kann es natürlich sein, dass 12 Wochen zu viel sind. Falls dies bei dir zutrifft, du beispielsweise nach 7 oder 8 Wochen schon mehrere Kilogramm an Fett verloren hast und bereits in absoluter Topform bist, absolvierst du natürlich nicht noch die restlichen 4 Wochen, sondern beendest das Programm.

Mein Fazit: Ich empfehle generell allen und vor allem Anfängern, das Programm mit Phase A zu starten und 12 Wochen zu absolvieren. Personen, die nicht viel Körperfett zu verlieren haben und bereits nach kürzerer Zeit in absoluter Topform sind, ziehen das Programm so lange durch, bis sie ihre Topform erreicht haben.

FIT&SHREDDED als
4 Wochen Challenge

Sollte es vorkommen, dass du nur ein paar Kilogramm Fett zu viel an den Hüften hast und in kürzester Zeit das Maximum aus deinem Körper herausholen möchtest, oder beispielsweise vor einem bestimmten Zeitpunkt in Form kommen willst und sich 12 Wochen nicht ausgehen, kannst du FIT&SHREDDED auch als 4-Wochen-Challenge absolvieren. Ich selbst mache dies auch manchmal, beispielsweise vor dem Sommer, falls ich bereits in recht guter Form bin, oder vor anderen Ereignissen wie beispielsweise vor einem Urlaub.

Falls du FIT&SHREDDED als 4 Wochen-Challenge bewältigst, machst du dies mit Phase C. Dies ist die Phase, wo du am wenigsten Kalorien zu dir nimmst und somit am meisten Fett verbrennst.

Bist du auch danach
noch Teil des Teams?

Diese Frage habe ich oft gehört, und die Antwort ist klar: JA, UND WIE! Dieses Team ist nichts Kurzfristiges. Wir wollen hier etwas Großes für die Zukunft aufbauen, haben noch viel vor und du bist Teil davon.

Auch wenn du FIT&SHREDDED absolviert hast, kannst du natürlich in unserer Teamgruppe bleiben. Selbstverständlich wirst du dann auch in eine exklusive Teamgruppe von LEAN&MASSIVE kommen, sobald du das Buch besitzt. Das ist wichtig, da sich dort alles um diese Thematik dreht, dort wieder alle mit LEAN&MASSIVE arbeiten und dir weiterhelfen können.

Bleib' trotzdem weiterhin auch in der FIT&SHREDDED Teamgruppe aktiv, poste deine Fortschritte und hilf anderen Teammitgliedern.

Was passiert, wenn du krank wirst?

Wenn du krank wirst, musst du dieses Programm unbedingt unterbrechen und eine Pause einlegen. Dein Körper braucht dann Erholung, die du ihm auch geben sollst.

Das bedeutet jedoch nicht, dass du dann alles essen solltest, was du möchtest, das denken nämlich viele. Erstens wirst du von Süßigkeiten und sehr kalorienreichen Lebensmitteln nicht schneller gesund, zweitens wäre es schade, in dieser Phase wieder einiges an Körperfett aufzubauen, was du danach zusätzlich wieder abnehmen musst.

Achte in dieser Phase auf folgende Punkte:

- Iss viel Obst und Gemüse! Dein Körper braucht Vitamine und Mineralien, um gesund zu werden und um dein Immunsystem zu stärken. Das wirkt bei mir am besten.

- Trinke viel! Dein Körper braucht viel Flüssigkeit. Du musst nicht nur Tee zu dir nehmen, wie viele behaupten, du kannst auch einfach viel Wasser trinken.

- Schlafe so viel wie möglich! Dein Körper braucht Erholung. Übrigens: Am Handy sowie am Laptop zu sein oder fernzusehen, bedeuten für deinen Körper keine wirkliche Erholung.

- Achte auf deine Energiebilanz! Wenn du krank bist, solltest du kein Kaloriendefizit fahren, denn ein Kaloriendefizit ohne Training würde auch Muskelverlust bedeuten. Auf der anderen Seite solltest du auch nicht zu viel essen, denn ein Kalorienüberschuss ohne Training bewirkt, dass du Körperfett aufbaust.

Achte somit, dass du nicht zu viel und auch nicht zu wenig isst, und ernähre dich vor allem gesund. Das ist das Wichtigste. Krank zu trainieren, ist übrigens auch sehr gefährlich für dein Herz, dies solltest du also auf keinen Fall tun.

Wenn du wieder gesund bist, warte lieber noch 2-3 Tage, bevor du mit dem Programm und dem Training startest. Steige dann einfach dort ein, wo du aufgehört hast. Achte darauf, im Training locker zu beginnen und am Anfang nicht zu übertreiben.

Wenn du nicht weißt, ob du bereits gesund bist und wieder trainieren kannst, frage unbedingt deinen Arzt. Das ist wirklich wichtig, um eventuelle Folgeschäden zu vermeiden.

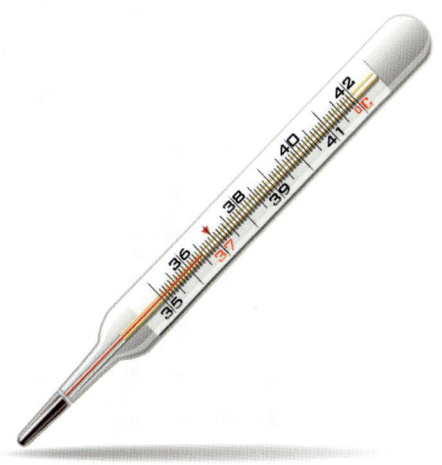

Ernährung

2

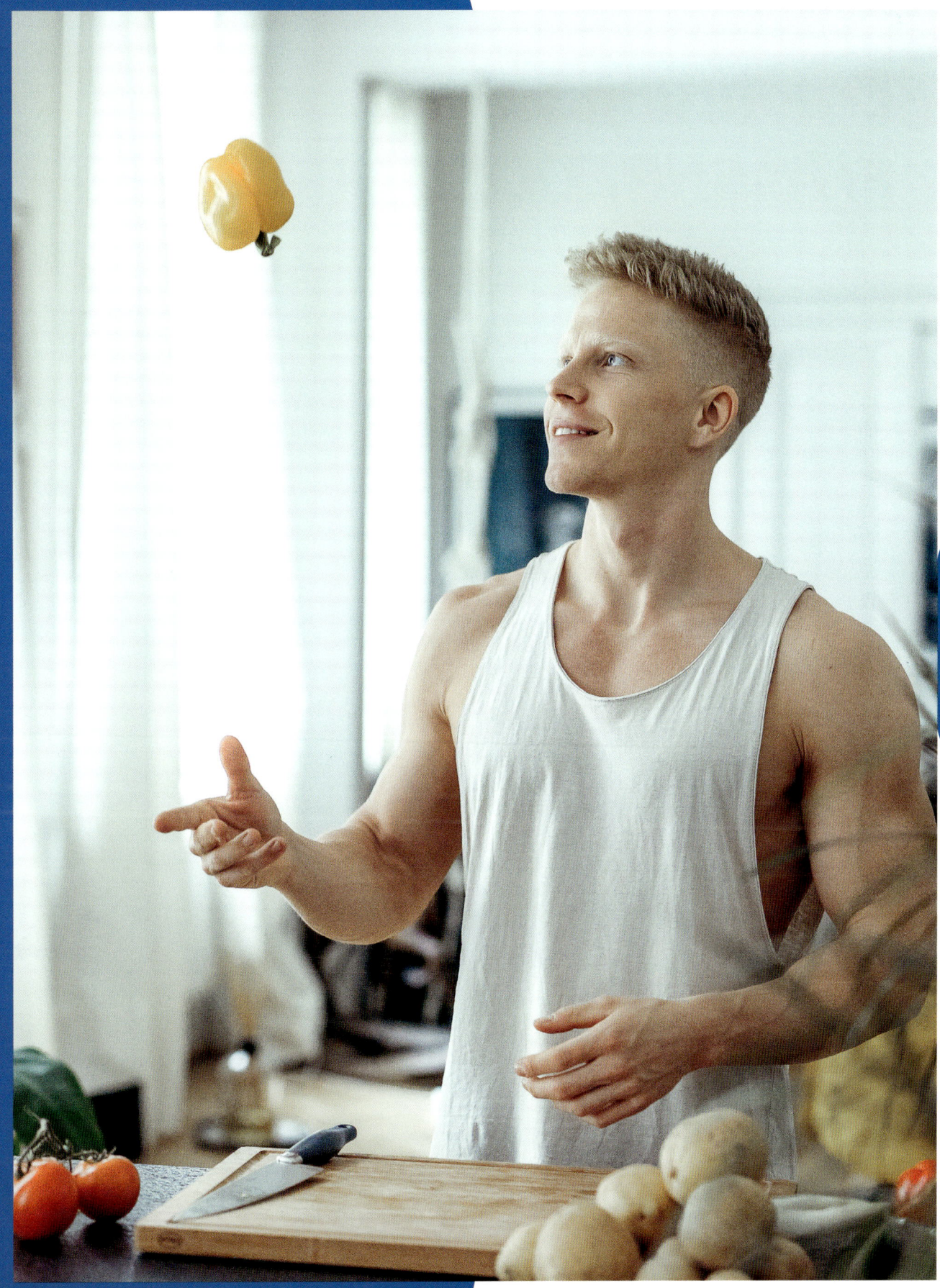

Ernährung bei FIT&SHREDDED

Um Fett zu verlieren und in Topform zu kommen, ist nicht ausschlaggebend, was du genau isst, sondern eher, wie viele Kalorien, Kohlenhydrate, Proteine und Fette du am Ende das Tages zu dir genommen hast. Darum geht es hauptsächlich.

Nun ist es unsere Aufgabe, die Ernährung sowie das Training so anzupassen, dass dein Körper ausschließlich Fett verbrennt und du nebenbei die Muskelmasse erhältst bzw. erhöhst. Die Ernährung ist in diesem Programm optimal auf dieses Ziel ausgerichtet.

Hierfür ist die Verteilung der 3 verschiedenen Makronährstoffe (Kohlenhydrate, Proteine und Fette) sehr wichtig. In FIT&SHREDDED ist die Makroverteilung folgendermaßen: Hoher Proteinkonsum, moderater Kohlenhydratkonsum und relativ geringer Fettkonsum.

Was diese Makronährstoffe genau sind, erfährst du später. Zunächst möchte ich dir jedoch erklären, welche Bedeutung die verschiedenen Makronährstoffe für FIT&SHREDDED haben.

Kohlenhydrate

Obwohl FIT&SHREDDED ein Programm ist, bei dem man maximal Körperfett verliert, sind Kohlenhydrate sehr wichtig. Von einer No-Carb Ernährung, bei der man wirklich überhaupt keine Kohlenhydrate isst, würde ich definitiv abraten. Der Grund ist, dass man bei dieser Ernährungsform zwar auch sehr viel Fett verliert, aber weniger Energie fürs Training hat und somit auch Muskeln verbrannt werden.

Durch Kohlenhydrate haben wir Kraft und Power im Training. Das bedeutet, dass wir stärker werden, oder einfach nur keine Kraft verlieren. Dadurch geben wir dem Muskel weiterhin ausreichend große Muskelreize, die dem Körper zeigen, dass wir unsere Muskulatur benötigen und sie nicht abgebaut werden darf.

Um in einer Diät also keine Muskulatur abzubauen, müssen wir im Training so gut wie es geht dagegenhalten und dürfen keine Kraft verlieren. Nein, wir müssen sogar schauen, dass wir etwas an Kraft gewinnen. Dies funktioniert nur mit Kohlenhydraten. Aus diesem Grund wird bei FIT&SHREDDED auf gute Kohlenhydrate gesetzt, es ist somit keine „No-Carb Diät".

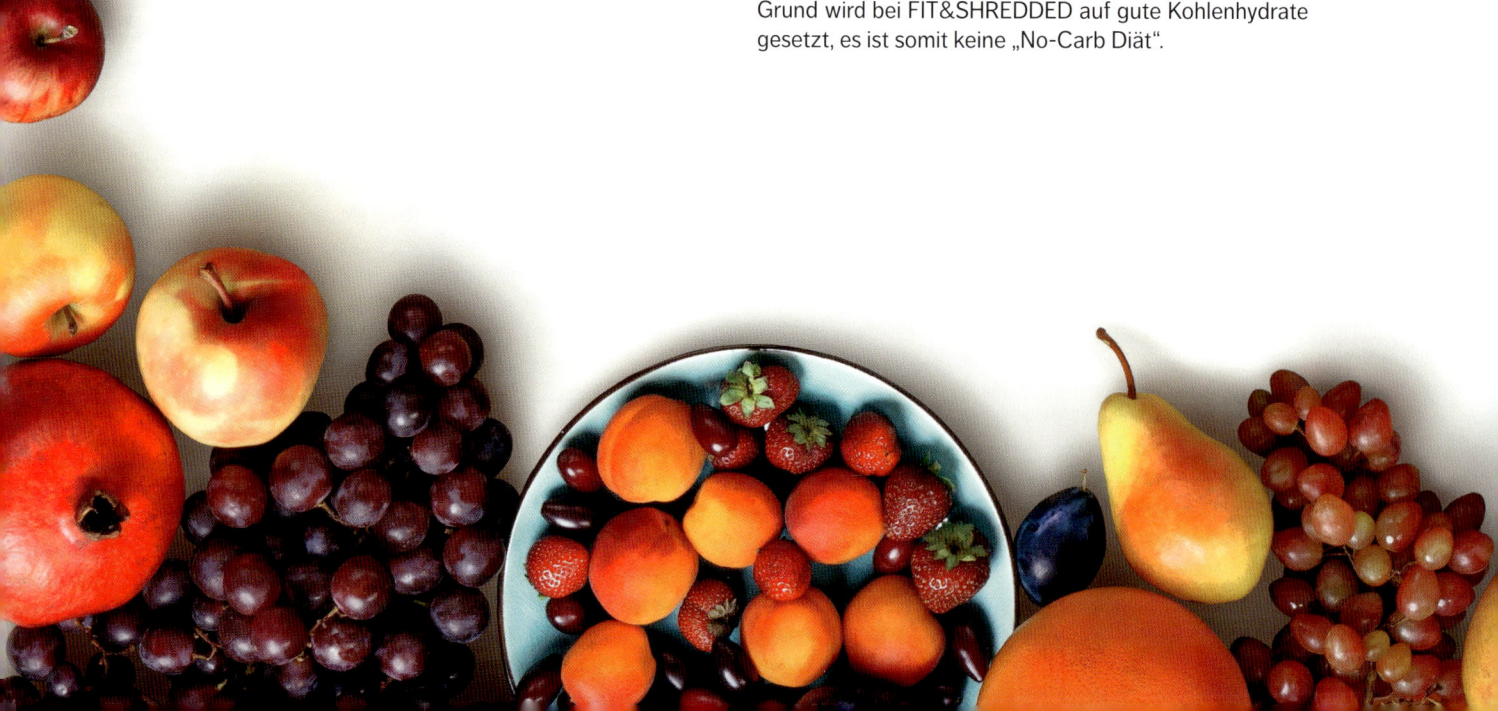

Proteine

Proteine sind bei FIT&SHREDDED ein sehr wichtiger Bestandteil. Wir brauchen in diesem Programm definitiv mehr Protein, als in einer Aufbauphase, wo wir versuchen, an Körpergewicht zuzunehmen und Muskeln aufzubauen.

Der Grund dafür ist, dass der Körper in einer Diät das Protein als Muskelschutz verwendet. Wir wollen verhindern, dass unser Körper in einer Diät körpereigenes Protein, sprich die eigene Muskulatur als Energiequelle angreift und essen somit mehr Protein. Zusätzlich sättigt es auch enorm, weshalb eine eiweißreiche Ernährung in einer Diät definitiv von Vorteil ist.

Fette

Fette sind genau wie Kohlenhydrate ein Energielieferant für unseren Körper. Sie geben uns aber nicht so viel Kraft fürs Training wie Kohlenhydrate. Wie wichtig dies aber ist, weißt du bereits.

Aus diesem Grund wird bei FIT&SHREDDED darauf geachtet, vor allem Kohlenhydrate als Energielieferant zu uns zu nehmen und die Fettaufnahme relativ gering zu halten. Wichtig ist, dass die wenigen Fette, die man bei FIT&SHREDDED zu sich nimmt, gute Fette sind. Welche das sind, erfährst du später.

Bevor es nun mit der spezifischen Ernährung von FIT&SHREDDED weitergeht, wo dir unter anderem genau gezeigt wird, wie viel Kalorien, Proteine, Kohlenhydrate und Fette du zu dir nehmen sollst, erfährst du nun alle grundlegenden Informationen über eine gesunde und ausgewogene Ernährung.

Folgendes zusätzliches Wissen soll dir noch besser helfen, mehr über gesunde Ernährung zu erfahren und somit noch bessere Ergebnisse zu erzielen. Denn nur, wenn du auch weißt, wie alles funktioniert, kannst du optimale Resultate erzielen. Legen wir los.

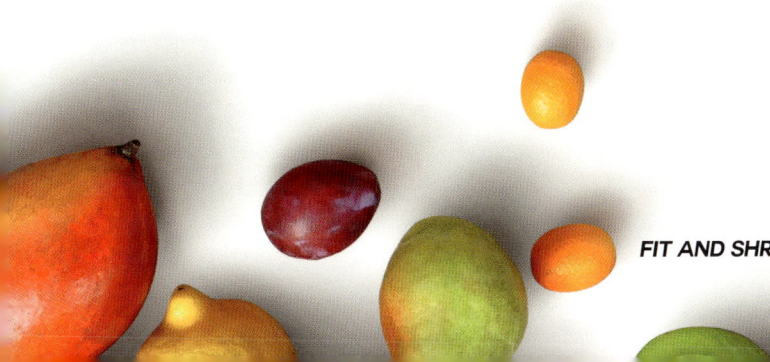

Warum gesunde Ernährung wichtig ist

Die wichtigsten Facts

Dass die Ernährung einen erheblichen Einfluss auf unsere Gesundheit und unser Wohlbefinden hat, weiß heutzutage fast jeder. Sie ist zu einem großen Teil dafür verantwortlich, wie fit und leistungsfähig wir sind, wie oft wir krank werden und wie wir uns körperlich sowie mental fühlen.

Ohne gesunde Ernährung kann der Körper nicht optimal funktionieren und wir sind auch nicht in der Lage, im Sport gute Leistungen zu erbringen. Doch was gesunde Ernährung in Wirklichkeit ist und worauf man in der Praxis genau achten sollte, wissen leider die wenigsten.

Nun möchte ich dir vier wichtige Tipps für eine gesunde und ausgewogene Ernährung mitgeben, auf die du unbedingt achten solltest:

1 Setze auf unverarbeitete und naturbelassene Zutaten!

Verwende in deiner Ernährung vorwiegend unverarbeitete Lebensmittel. Klar kannst du auch manchmal etwas Verarbeitetes essen, aber es sollte eben nur ein kleiner Teil unserer Ernährung daraus bestehen.

Der Grund dafür ist, dass verarbeitete Lebensmittel während ihres Verarbeitungsprozesses meist sehr viele ihrer Vitamine und Mineralstoffe verlieren. Außerdem sind die meisten von ihnen voller Konservierungsstoffe, die unter Umständen negative Auswirkungen auf uns haben können.

Unverarbeitete Lebensmittel schmecken außerdem nicht nur besser, sie sind in den allermeisten Fällen auch viel gesünder und reicher an wichtigen Inhaltsstoffen. Zusätzlich kannst du dir dann auch mit gutem Gewissen manchmal etwas Verarbeitetes gönnen, wie beispielsweise etwas Süßes.

2 Achte darauf, ausreichend Obst und Gemüse zu essen!

Obst und Gemüse enthalten nicht nur viele Vitamine und Mineralstoffe, sondern auch Ballaststoffe und sogenannte sekundäre Pflanzenstoffe.

Diese wurden in den letzten Jahren von Experten sehr genau unter die Lupe genommen. Es wird vermutet, dass sie teilweise einzigartige Effekte auf unsere Gesundheit haben. Die Inhaltsstoffe von Obst und Gemüse stärken unser Immunsystem, sind wichtig für gute Blutwerte, sorgen für eine gute Verdauung und helfen uns, im Alltag sowie im Sport leistungsfähiger zu sein. Außerdem werden wir durch einen höheren Obst- und Gemüsekonsum seltener krank.

Wichtig ist, dass du deine Obst- und Gemüsesorten des Öfteren variierst, um Abwechslung in deinem Speiseplan zu haben. Bei den Gemüsesorten sind vor allem Brokkoli, Spinat, grüne Bohnen, Paprika und Kohlsprossen zu empfehlen, beim Obst neben den Klassikern besonders diverse Beeren. Zudem hat Gemüse bei einer gleichzeitig niedrigen Energiedichte ein sehr hohes Volumen, das uns dabei hilft, länger satt zu bleiben und den Magen zu füllen. Deshalb ist klar: Iss viel Obst und Gemüse, ich empfehle dir mindestens 250 g Obst sowie 500 g Gemüse täglich.

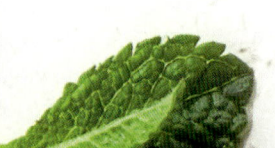

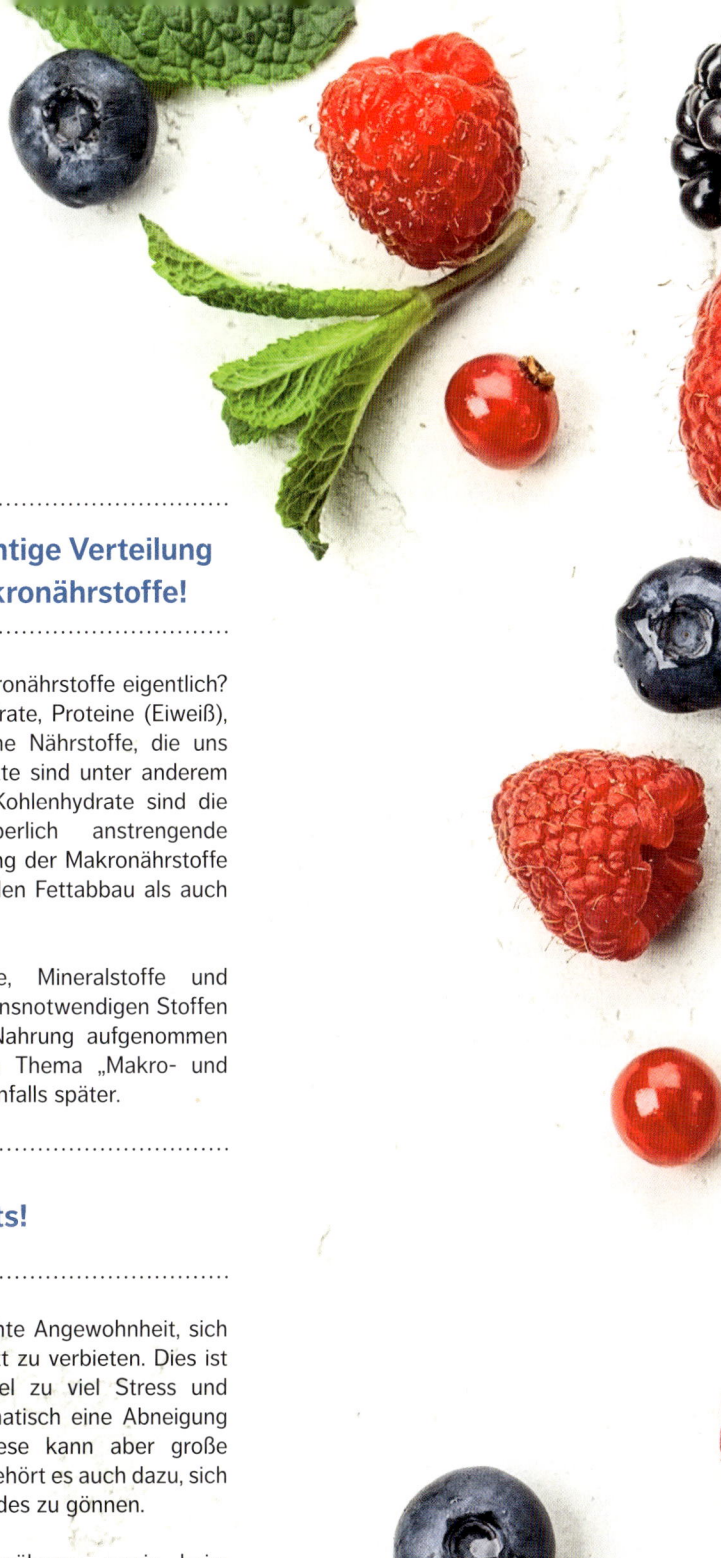

3   Achte auf die richtige Verteilung der Makro- & Mikronährstoffe!

Oft gehört... Doch was sind Makronährstoffe eigentlich? Makronährstoffe sind Kohlenhydrate, Proteine (Eiweiß), Fette und Alkohol. Sie sind jene Nährstoffe, die uns Energie liefern. Proteine und Fette sind unter anderem Bausteine in unserem Körper. Kohlenhydrate sind die Hauptenergiequelle für körperlich anstrengende Aktivitäten. Die richtige Verteilung der Makronährstoffe ist enorm wichtig - sowohl für den Fettabbau als auch Muskelaufbau.

Mikronährstoffe sind Vitamine, Mineralstoffe und Spurenelemente, die zu den lebensnotwendigen Stoffen zählen und mit der täglichen Nahrung aufgenommen werden müssen. Mehr zu dem Thema „Makro- und Mikronährstoffe" erfährst du ebenfalls später.

4   Verbiete dir nichts!

Grundsätzlich ist es eine schlechte Angewohnheit, sich bestimmte Lebensmittel komplett zu verbieten. Dies ist einfach nicht nötig, erzeugt viel zu viel Stress und außerdem entwickelst du automatisch eine Abneigung gegen gesunde Ernährung. Diese kann aber große Freude bereiten und deswegen gehört es auch dazu, sich manchmal etwas nicht so Gesundes zu gönnen.

Denn: Auch bei gesunder Ernährung sowie beim Abnehmen, darfst du dir manchmal etwas „Ungesundes", wie zum Beispiel ein Eis oder ein Stück Schokolade, gönnen.

Die richtige Flüssigkeitszufuhr

Wasser ist einer der wichtigsten Bestandteile des menschlichen Körpers und macht ungefähr 60% bis 70% unseres Körpergewichts aus. Es enthält keine nutzbare Energie, also keine Kalorien, dennoch regelt es alle Funktionen des Organismus wie den Stoffwechsel, die Herz-Kreislauf-Funktion, die Verdauung und vieles mehr. Ebenso dient es dem Transport von Nährstoffen.

Wichtige Aufgaben von Wasser im Körper sind:

*   Regulierung der Körpertemperatur
*   Lösungs- und Transportmittel
*   Bestandteil der Körperzellen- und flüssigkeiten

Wie viel Wasser sollte man zu sich nehmen?

Je nach Alter sollten Jugendliche und Erwachsene pro Tag etwa 30 - 40 ml Wasser pro kg Körpergewicht zu sich nehmen. Dies wäre bei einer Person, die 75 kg wiegt, etwa 2,5 Liter Wasser pro Tag.

Deshalb würde ich dir grob empfehlen, zwischen zwei und vier Liter Wasser pro Tag zu trinken. Damit liegst du sicher in einem guten Bereich.

Wie viel Wasser sollte man während des Trainings trinken?

Hierzu kann ich keine genauen Angaben machen, da jeder Mensch unterschiedlich stark schwitzt. Ich persönlich trinke meistens einen Liter Wasser im Training - einmal mehr, einmal weniger. Eine ausreichende Flüssigkeitszufuhr während des Sports empfehle ich dir auf jeden Fall, da es ansonsten zu Leistungseinbußen kommen kann.

Sind Lightgetränke wirklich ungesund?

Meine Antwort hierfür ist klar: Die Dosis macht das Gift. Meiner Meinung nach ist hin und wieder ein Lightgetränk absolut okay und unschädlich. Selbstverständlich würde ich jedoch nicht empfehlen, täglich einen Liter eines Lightgetränkes zu konsumieren.

Tee, Soft Drinks, Säfte und mehr - Welche Alternativen gibt es zu Wasser?

Wie sieht es aus, wenn einem Wasser nicht schmeckt? Generell ist zu sagen, Wasser trinken ist nur Gewohnheit, die man sich antrainieren kann. Sollte es dir wirklich absolut nicht schmecken, gibt es mehrere Alternativen. So kannst du ungesüßten Tee zu dir nehmen, eine Zitrone ins Wasser pressen, einen Fruchtsaft verdünnen oder Früchte über mehrere Stunden in Wasser einlegen, um ihm Geschmack zu verleihen.

Alkohol – Was sollte man darüber wissen?

Dass Alkohol nur selten und in geringen Mengen getrunken werden sollte, ist hoffentlich jedem klar. Alkohol ist ein Gift und hat ab einer bestimmten Menge stark negative Auswirkungen auf unsere Gesundheit.

Ab einer gewissen Dosierung führt der Konsum von Alkohol außerdem zu einer starken Dehydrierung und einer Reduktion des Testosteronspiegels. Dadurch kann er deine Fortschritte beim Training negativ beeinflussen.

Pro Gramm liefert Alkohol sieben Kalorien. Zusätzlich enthalten alkoholische Getränke auch oft noch extra Kohlenhydrate, sättigen sehr schlecht und können Heißhunger auslösen. Insgesamt ist Alkohol deshalb auch beim Abnehmen nicht empfehlenswert.

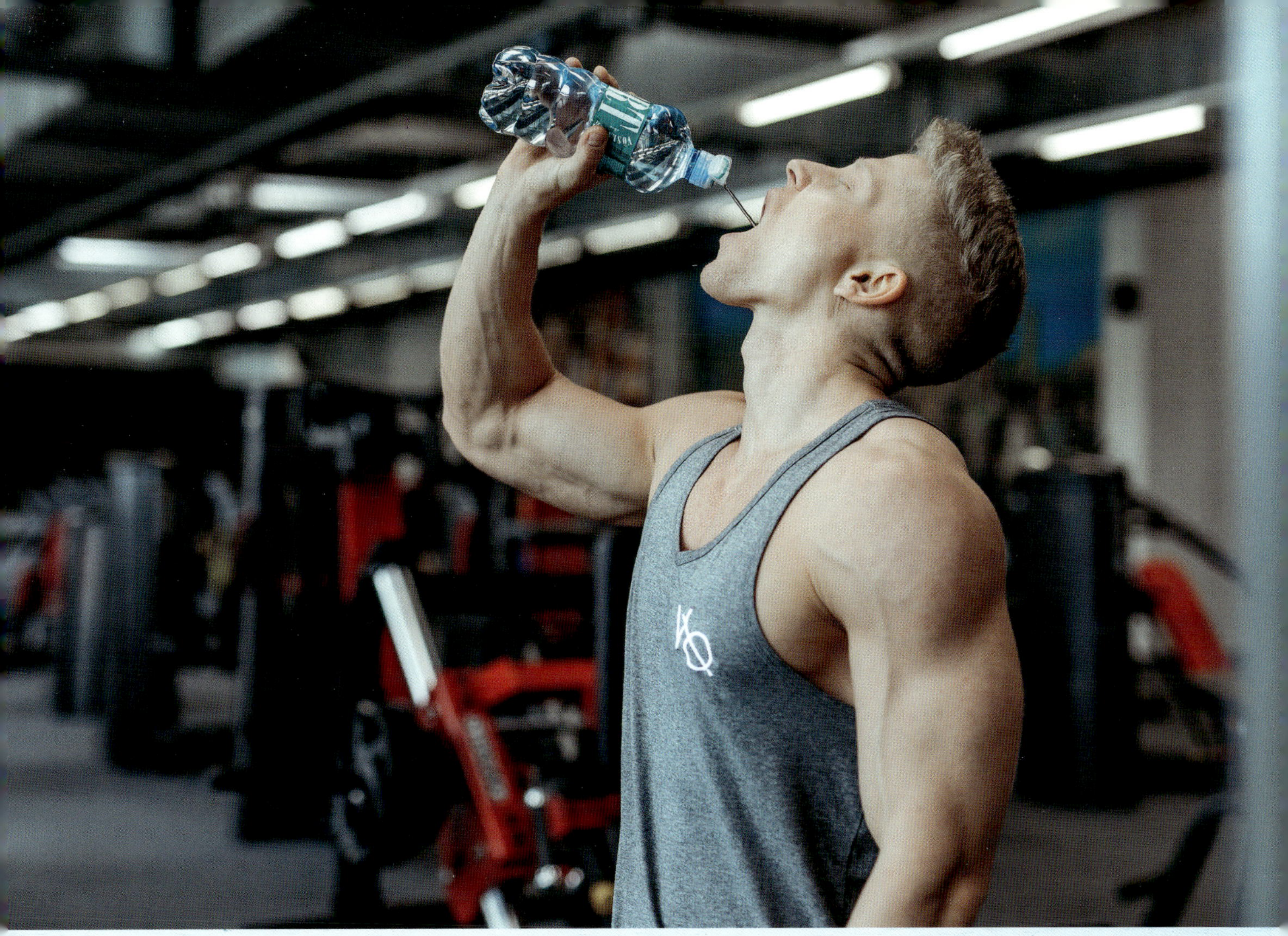

Nun möchte ich dir drei praktische Tipps bezüglich einer

korrekten Flüssigkeitszufuhr geben:

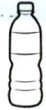

Kaufe dir eine Wasserflasche
und nimm diese dann in die Arbeit oder in die Schule mit. Schon ist das „Zählen" der Wassermenge geschafft.

Trinke nach dem Aufstehen
einen halben Liter Wasser, dadurch wirst du sofort munter. Außerdem ist dein Körper in der Früh dehydriert, da du in der Nacht nichts trinkst – das beseitigst du damit.

Wie bereits erwähnt: Bei anfänglichen Schwierigkeiten Wasser zu trinken, kannst du auf **ungesüßten Tee, Wasser mit Zitrone oder Früchten** zurückgreifen, um deinen Flüssigkeitsbedarf zu decken. Tee und Zitronen können immer verwendet werden, da diese fast keine Kalorien enthalten.

Energie

Wofür brauchen wir Energie?

Wie jedes andere Lebewesen brauchen wir auch Energie und Nährstoffe, um überhaupt zu „funktionieren" und leben zu können. Energie ist in unserem Fall in der Einheit Kilokalorien (Kcal) angegeben, oft ist auch Kilojoule (Kj) zu sehen. Eine Kcal entspricht in etwa 4.187 Kj.

Wir brauchen beispielsweise Energie für folgende Vorgänge:

- Wachstum
- Regulation der Körperwärme
- Stoffwechseltätigkeiten
- Körperliche Vorgänge wie Bewegung oder Verdauung
- Um- und Neubildung von Körpergewebe

Woraus beziehen wir Energie?

Energie kommt aus der Nahrung und den enthaltenen Nährstoffen, die wir zu uns nehmen, wie beispielsweise Kohlenhydrate, Fette und Proteine.

Pro Gramm gelten folgende Werte:

Kohlenhydrate: 4,1 Kalorien
Protein: 4,1 Kalorien
Fett: 9,3 Kalorien
Alkohol: 7,1 Kalorien

Ist Energie gleich Energie?

Ja, ist sie! Es gibt so gesehen keine guten und schlechten Kalorien, denn eine Kalorie ist eine Kalorie. Jedoch unterscheidet man zwischen sinnvollen und nicht so sinnvollen Kalorien. Es ist sehr leicht, 500 Kalorien in Form von Süßigkeiten zu sich zu nehmen, doch diese liefern nur sehr wenig Mikronährstoffe und sättigen außerdem sehr schlecht. Dieselbe Kalorienmenge in Form von Gemüse macht deutlich besser satt und liefert mehr Mikronährstoffe und Ballaststoffe. Sprich: Diese Kalorien sind definitiv besser und gesünder.

Genau darum geht es in einer Abnehmphase. Dabei solltest du dir deine Kalorien, die du zur Verfügung hast, gut einteilen und mit Bedacht verwenden. Je besser dir das gelingt, desto leichter und ohne Hunger wirst du durch eine Diät kommen. Das erkläre ich dir im Kapitel „Hohes Volumen" noch genauer.

Wie viel Energie brauchen wir?

Dies ist bei jedem Menschen individuell und kommt auf das Ziel an, sprich, ob wir Gewicht verlieren oder zunehmen wollen. Wie viel Energie wir dann genau benötigen, ist von Person zu Person unterschiedlich. So kommt es beispielsweise auf dein Körpergewicht an und auch deine körperliche Aktivität spielt hier eine Rolle - sprich, ob du eher viel sitzt oder stehst, welchen Beruf du ausübst, u. v. m.

Deine optimale Kalorienmenge für den Fettabbau rechnest du dir individuell in diesem Programm aus. Du erfährst exakt, wie viele Kalorien du in der jeweiligen Phase zu dir nehmen sollst, aber natürlich auch wie viele Kohlenhydrate, Fette und Proteine du optimalerweise essen sollst, um maximale Erfolge zu erzielen. Ist dein Ziel jedoch die Gewichtszunahme, rechnest du dir deine Kalorien im LEAN&MASSIVE Programm aus.

Grundsätzlich gibt es zwei verschiedene Ziele:

 1. Ziel

Fettabbau

Das Allerwichtigste beim Fettabbau ist es, ein Kaloriendefizit zu erreichen - dies bedeutet, weniger Energie zu sich zu nehmen, als der Körper verbraucht.

 2. Ziel

Muskelaufbau

Beim Ziel Muskulatur aufzubauen, ist das Wichtigste, einen leichten Kalorienüberschuss zu haben, gepaart mit effizientem Krafttraining. Sprich, du musst mehr Kalorien zuführen, als dein Körper verbraucht.
Achtung: Wenn du zu viele Kalorien zu dir nimmst, baust du unnötig Körperfett auf.

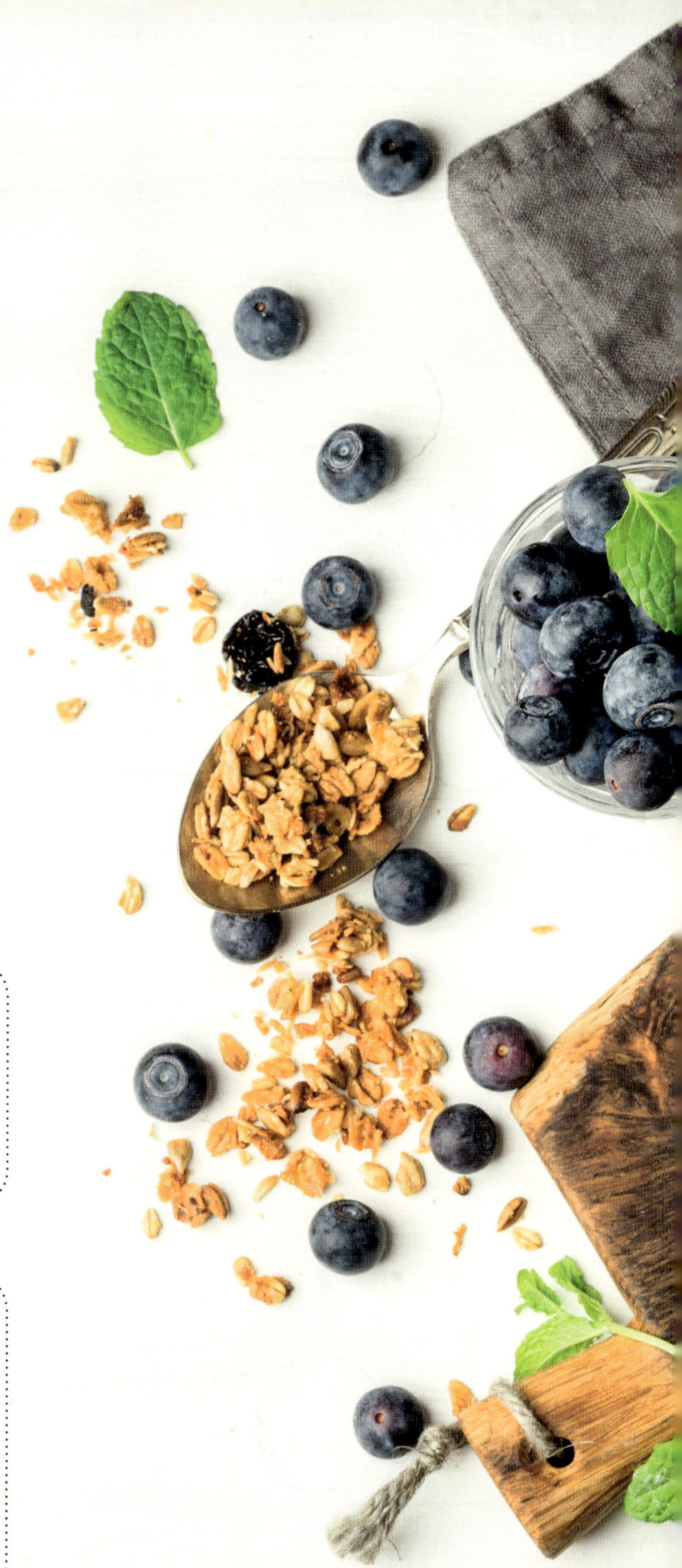

Makronährstoffe

im Detail

Nun erfährst du etwas über die verschiedenen Makronährstoffe im Detail, inklusive ausgezeichnete Quellen, die ich dir in deiner Ernährung nur empfehlen kann.

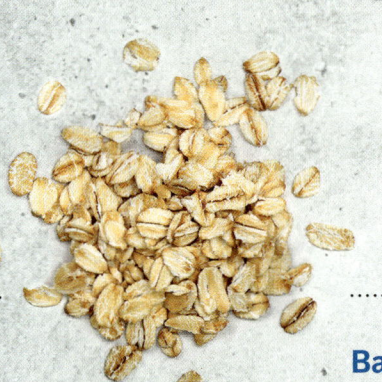

Kohlenhydrate

Kohlenhydrate (Saccharide) sind exzellente Energielieferanten für den Körper, da er sie bevorzugt verwendet. Sie werden in Einfach-, Zweifach-, Mehrfach- und Vielfachzucker eingeteilt, die auch als Mono-, Di-, Oligo- und Polysaccharide bezeichnet werden.

Einfach- und Zweifachzucker kommen beispielsweise in Früchten und Milchprodukten vor, Mehrfach- und Vielfachzucker, oft als komplexe Kohlenhydrate bezeichnet, sind unter anderem in Vollkornbrot, Haferflocken und Kartoffeln enthalten.

Komplexe Kohlenhydrate müssen vom Körper zunächst aufgespalten werden und lassen den Blutzuckerspiegel generell langsamer ansteigen. Sie geben dem Körper länger und nachhaltig Energie.

Gute Kohlenhydratquellen sind:

*   Reis
*   Haferflocken
*   Kartoffeln/Süßkartoffeln
*   Obst
*   Vollkornbrot

Ballaststoffe

Ballaststoffe wirken sich im Körper positiv auf die Verdauung sowie auf die Darmflora aus und dürfen in einer gesunden Ernährung definitiv nicht fehlen. Sie sind kurz gesagt Nahrungsbestandteile, meist Kohlenhydrate, welche für den Menschen unverdaulich sind. Ballaststoffe kommen vorwiegend in pflanzlichen Lebensmitteln vor, wie beispielsweise in Getreide, Obst und Gemüse.

Welche Vorteile haben Ballaststoffe?

*   Ballaststoffe sorgen für ein längeres Sättigungsgefühl
*   Sie haben eine positive Wirkung auf den Blutzuckerspiegel und Insulinstoffwechsel
*   Ballaststoffe regen die Darmtätigkeit und somit die Verdauung an

Ausgezeichnete Ballaststoffquellen sind:

*   Leinsamen
*   Hülsenfrüchte wie Bohnen, Erbsen und Linsen
*   Vollkornprodukte
*   Gemüse wie Brokkoli und Rosenkohl

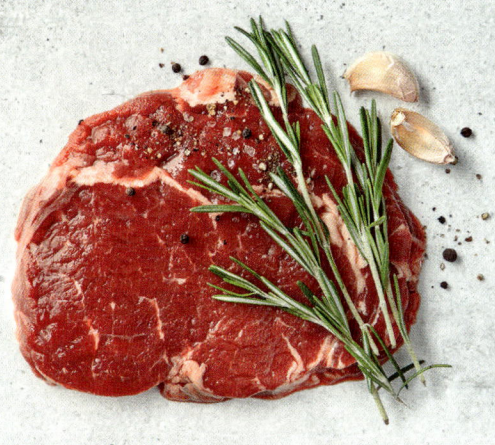

Proteine

Proteine sind der Grundbaustoff für den Körper. Sie sind Baustoffe für Zellen und für Gewebe, wie beispielsweise Muskeln und Organe. Proteine sind einfach gesagt verkettete Aminosäuren. Diese braucht der Körper unter anderem für den Muskelaufbau, das Wachstum und die Erneuerung von Körperzellen. Die Funktion der Proteine ist so breit gefächert, dass das Eingehen darauf, den Rahmen des Buches sprengen würde. Grundlegend kann man jedoch sagen, dass nichts im Körper ohne Proteine funktioniert.

Wichtig zu wissen ist, dass Protein der sättigendste Makronährstoff ist. Somit ist es vorteilhaft, in einer Diät proteinreich zu essen.

Perfekte Proteinquellen sind:

- Fleisch
- Fisch
- Milchprodukte
- Hülsenfrüchte
- Eier

Mein Tipp

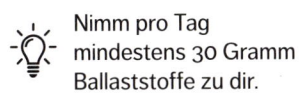 Nimm pro Tag mindestens 30 Gramm Ballaststoffe zu dir.

Fette

Mit rund neun Kalorien pro Gramm ist Fett der energiedichteste Makronährstoff und somit auch ein wichtiger Energielieferant. Fett ist außerdem ein Träger von Aroma- und Geschmacksstoffen und verleiht den verschiedensten Gerichten einen einzigartigen Geschmack.

Ohne bestimmte Fettsäuren, den sogenannten Omega 3 und Omega 6 Fettsäuren, welche zu den mehrfach ungesättigten Fettsäuren zählen, könnten wir nicht überleben. Deswegen gelten diese Fettsäuren als essentiell, also lebensnotwendig. Fett wird außerdem auch für die Aufnahme von fettlöslichen Stoffen benötigt, wie beispielsweise bestimmte Vitamine. Einerseits ist zwischen pflanzlichen und tierischen, andererseits zwischen gesättigten und ungesättigten Fettsäuren zu unterscheiden.

Insgesamt solltest du darauf achten, dir immer ausreichend essentielle Fettsäuren zuzuführen. Außerdem ist es empfehlenswert, dass ein Drittel der aufgenommenen Fettsäuren aus gesättigten, ein Drittel aus einfach ungesättigten und ein Drittel aus mehrfach ungesättigten Fettsäuren besteht. Zusätzlich dazu sollte ein guter Teil der aufgenommenen Fette pflanzliche Fettsäuren enthalten.

Gesättigte Fettsäuren sind enthalten in:	Einfach ungesättigte Fettsäuren sind enthalten in:	Mehrfach ungesättigte Fettsäuren sind enthalten in:
Kokosöl	Olivenöl	Walnüsse
Butter	Avocado	Leinsamen
Käse	Mandeln	Lachs

Mikronährstoffe

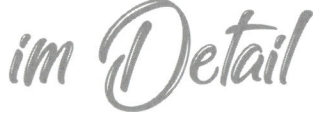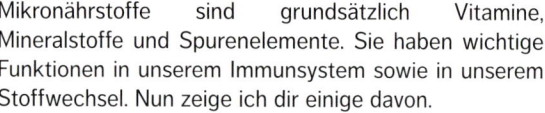

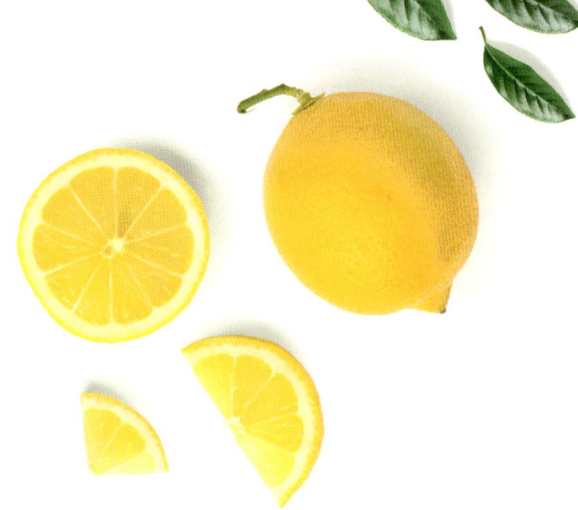

Mikronährstoffe sind grundsätzlich Vitamine, Mineralstoffe und Spurenelemente. Sie haben wichtige Funktionen in unserem Immunsystem sowie in unserem Stoffwechsel. Nun zeige ich dir einige davon.

Vitamine

Vitamine kommen in verschiedensten pflanzlichen und tierischen Nahrungsmitteln vor. Sie werden in fettlösliche und wasserlösliche Vitamine unterteilt. Wie der Name schon vermuten lässt, werden fettlösliche Vitamine besser vom Körper absorbiert, wenn der Konsum mit Fett gepaart ist.

Wasserlösliche Vitamine		
B1 (Thiamin)	Nervenfunktion	Vollkornprodukte, Fleisch
B2 (Riboflavin)	Stoffwechsel	Milchprodukte, Fleisch, Eier
Folsäure	Zellwachstum, Proteinstoffwechsel	Blatt- und Grüngemüse
B3 (Niacin)	Nervensystem, Stoffwechsel	Hefe, Fleisch, Eier
B5 (Pantothensäure)	Energie- und Hormonstoffwechsel, Bildung von Antikörpern	Vollkornprodukte, Eier
B6 (Pyridoxin)	Aminosäurenstoffwechsel	Milchprodukte, Geflügel
B12 (Cobalamin)	Blutbildung, Zellteilung	Leber, Eier
C (Ascorbinsäure)	Funktion des Immunsystems, Bindegewebsaufbau	Früchte, Gemüse
H (Biotin)	Fettstoffwechsel	Milchprodukte, Leber, Eigelb, Nüsse

Fettlösliche Vitamine		
A (Retinol)	Funktion des Immunsystems, Beteiligung am Sehvorgang	Leber, Eigelb
Provitamin A (Carotin)	Oxidationsschutz, Funktion des Immunsystems	Karotten, Marillen
D	Funktion des Immunsystems, Knochenaufbau	Pilze, Eier
E	Antioxidative Wirkung	Pflanzenöle, Nüsse
K	Blutgerinnung, Knochenstoffwechsel	Grünes Gemüse

Mineralstoffe & Spurenelemente

Genauso wie Vitamine kommen Mineralstoffe und Spurenelemente in fast jedem Lebensmittel vor, in manchen mehr und in manchen weniger.

Viele davon sind lebensnotwendig und müssen mit der Nahrung aufgenommen werden.

Mineralstoffe & Spurenelemente		
Calcium	Knochenaufbau, Zahngesundheit	Milchprodukte, Grünkohl
Magnesium	Muskelfunktion	Vollkornprodukte, Bananen
Eisen	Sauerstofftransport, Funktion des Immunsystems	Leber, Eigelb, Kürbiskerne
Zink	Funktion des Immunsystems, Reduktion von Entzündungen	Austern, Leber, Kürbiskerne
Jod	Bildung von Hormonen der Schilddrüse	Seefisch

Deine individuelle Ernährung

Bei FIT&SHREDDED isst du nicht nach einem vorgegebenen Ernährungsplan. Ich zeige dir gleich optimale Ernährungspläne, diese sind jedoch nur Beispiele, damit du siehst, wie deine Ernährung an einem Tag aussehen könnte.

Wie funktioniert deine individuelle Ernährung?

Du passt sie in diesem Programm persönlich an dein Gewicht und deinen Tagesbedarf an. Der Grund dafür ist, dass wir alle verschieden sind und somit auch pro Tag eine unterschiedliche Anzahl an Kalorien, sowie an Kohlenhydraten, Fetten und Proteinen benötigen. Nur wenn wir dies optimal an uns anpassen, können wir maximale Erfolge erzielen.

Bei dieser individuellen Anpassung rechnest du dir gleich aus, wie viele Kalorien, Kohlenhydrate, Proteine und Fette du pro Tag zu dir nehmen sollst. Du kannst dann theoretisch alle verschiedene Lebensmittel und Mahlzeiten essen, solange es in diese Mengen „hineinpasst". Am Ende des Tages musst du einfach deine ausgerechneten Kalorien, Kohlenhydrate, Proteine und Fette zu dir genommen haben, und darfst diese nicht überschreiten. Das ist das Wichtigste.

Es gibt für mich nichts Besseres, als so zu arbeiten, da du täglich flexibel essen kannst und in keinster Weise eingeschränkt bist. Noch dazu ist es wirklich einfach, dies so zu handhaben, auch wenn viele denken, es sei kompliziert und würde viel Zeit beanspruchen.

Damit wir dies einfach umsetzen können, zählen wir die Kalorien und Makronährstoffe mit einer App auf dem Handy. Diese Vorgehensweise nennt man „IIFYM". Wie das funktioniert, erkläre ich dir in „Kalorien zählen mit IIFYM".

Im nächsten Kapitel rechnest du dir nun deine Kalorien, Kohlenhydrate, Proteine und Fette aus, die du täglich zu dir nimmst.

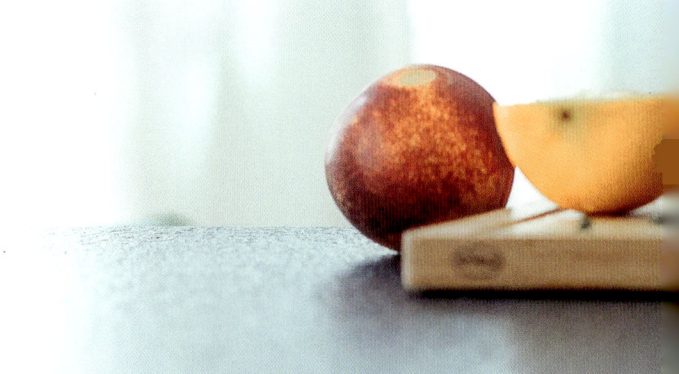

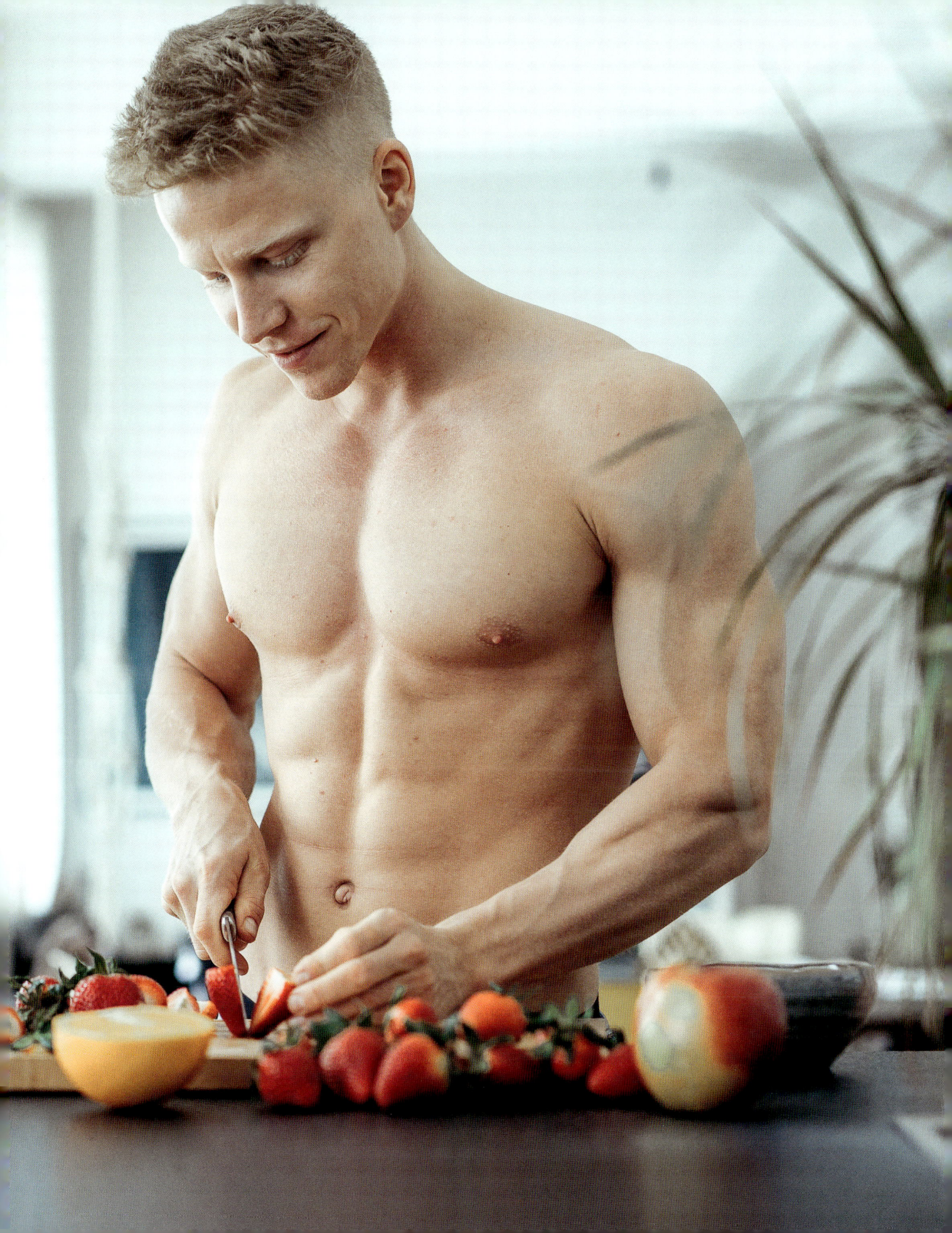

Ernährung individuell anpassen

....

Wie erhältst du die perfekte Menge an Kalorien, Kohlenhydraten, Fett und Protein?

....

Um dich optimal und an dich individuell angepasst zu ernähren, brauchst du - wie bereits erwähnt - die genaue Menge an Kalorien sowie an verschiedenen Makronährstoffen, die auf deinen Körper abgestimmt sind. Legen wir los:

Menge an Kalorien

Für FIT&SHREDDED wurde eine spezielle Formel entwickelt, die dir deine Kalorien ausrechnet. Diese nimmst du in Phase A jeden Tag zu dir - egal, ob du trainierst oder nicht.

♂ **für Männer:**
28,09 * Körpergewicht in Kilogramm * Aktivitätslevel

....

♀ **für Frauen:**
28,09 * Körpergewicht in Kilogramm * Aktivitätslevel * 0,85

Aktivitätslevel

1,05 (starke körperliche Aktivität abseits vom Training: z.B.: Bauarbeiter, Koch, Kellner, Maler, Krankenpfleger, ...)

1,00 (normale körperliche Aktivität abseits vom Training: z.B.: Büroarbeit, Student, Schüler, ...)

0,95 (niedrige körperliche Aktivität abseits vom Training: hauptsächlich liegend/sitzend, kaum herumgehen, ...)

Unser Beispiel

Die Rechnung für einen Mann, mit 80 kg Körpergewicht und einer normalen Aktivität, lautet also:

28,09 * 80 (Körpergewicht in kg) * 1,00
(normale körperliche Aktivität) = 2247 kcal

Diese Person startet nun in Phase A mit 2247 kcal - dies sind seine Gesamtkalorien, die er jeden Tag zu sich nimmt.

Berechne nun zunächst die Kalorien für dein Körpergewicht und dein Aktivitätslevel, somit hast du deine tägliche Kalorienmenge individuell auf dich selbst angepasst. Nun erfährst du, wie viel Protein, Fett und Kohlenhydrate du pro Tag zu dir nehmen sollst.

Menge an Protein

Bei FIT&SHREDDED sollst du etwa 2,5 g Protein pro kg Körpergewicht zu dir nehmen. Bei unserem Beispiel wären das bei einem Mann mit 80 kg Körpergewicht etwa 200 g Protein am Tag.

Man rechnet: 80 * 2,5 = 200. Nun hast du die tägliche Menge an Protein.

Menge an Fett

Bei FIT&SHREDDED sollst du etwa 0,7 g Fett pro kg Körpergewicht zu dir nehmen. In unserem Beispiel wären das bei einem Mann mit 80 kg Körpergewicht etwa 56 g Fett am Tag.

Man rechnet: 80 * 0,7 = 56. Nun hast du die tägliche Menge an Fett.

Menge an Kohlenhydraten

Du hast die Menge an Kalorien, Protein und Fett ausgerechnet. Diese stehen nun fest. Die restlichen Kalorien, die noch nicht durch Protein und Fett gedeckt sind, füllen wir nun mit Kohlenhydraten. Dies geht in der Praxis automatisch, sprich du musst dies nicht unbedingt im Vorhinein ausrechnen. Trotzdem zur Erklärung:

1 g Protein hat etwa 4 kcal. 200 * 4 = 800.
Der Mann deckt somit 800 kcal durch Protein.

1 g Fett hat etwa 9 kcal. 56 * 9 = 504.
Der Mann deckt somit 504 kcal durch Fett.

Die Gesamtkalorien des Mannes sind 2247.
Nun rechnet er: 2247 kcal minus Protein (800 kcal) minus Fett (504 kcal) = 943 kcal.

Diese 943 Kalorien füllt der Mann nun täglich durch Kohlenhydrate. 1 g Kohlenhydrate hat etwa 4 kcal. Nun rechnet man 943 / 4 = 236 g. Der Mann isst somit etwa 236 g Kohlenhydrate täglich.

Nun hast du die perfekt auf dich angepasste Makronährstoffverteilung, mit der du arbeiten kannst. Sprich, du weißt genau, wie viele Kalorien, Proteine, Fette und Kohlenhydrate du täglich in Phase A zu dir nehmen sollst. In unserem Beispiel wäre dies:

Phase A:
2247 Kalorien
200 g Protein, 56 g Fett, 236 g Kohlenhydrate

Wie du dies in der Praxis ganz einfach umsetzt und damit leicht im Alltag arbeiten kannst, erfährst du im Kapitel „Kalorien zählen mit IIFYM".

Kalorien:	Berechnung laut Formel
Protein:	2,5 g pro kg Körpergewicht
Fett:	0,7 g pro kg Körpergewicht
Kohlenhydrate:	Die restlichen Kalorien

Männer:	-200 kcal pro Phase
Frauen:	-100 kcal pro Phase

Was sind deine Kalorien und Makronährstoffe für Phase B und C?

In FIT&SHREDDED werden bei Männern von Phase zu Phase jeweils 200 Kalorien abgezogen, bei Frauen jeweils 100 Kalorien.

Diese Kalorien werden in Form von Kohlenhydraten abgezogen. Wie wir ja bereits wissen, entspricht 1 g Kohlenhydrate etwa 4 Kalorien, somit sind 200 Kalorien etwa 50 g Kohlenhydrate und 100 Kalorien etwa 25 g Kohlenhydrate.

In unserem Beispiel des 80 kg Mannes, sieht dies folgendermaßen aus:

Phase A:
2247 Kalorien
200 g Protein, 56 g Fett, 236 g Kohlenhydrate

Phase B:
2047 Kalorien
200 g Protein, 56 g Fett, 186 g Kohlenhydrate

Phase C:
1847 Kalorien
200 g Protein, 56 g Fett, 136 g Kohlenhydrate

Ausnahmefall 1:
zu hohes Körpergewicht

Falls du ein zu hohes Körpergewicht hast, absolviere bitte folgende zwei Schritte:

Schritt 1:
Reduziere zusätzlich in jeder Phase deine Gesamtkalorien laut folgender Tabelle. Diese Kalorien ziehst du - wie du bereits erfahren hast - wieder in Form von Kohlenhydraten ab.

Schritt 2:
Reduziere anschließend die Anzahl an Protein wie vorgegeben, und füge dafür dieselbe Zahl bei deinen Kohlenhydraten hinzu (Protein und Kohlenhydrate haben gleich viele Kalorien, deshalb ändert sich bei diesem Schritt nichts an deinen Gesamtkalorien).

		Kalorien	**Protein**	**Kohlenhydrate**
Männer:	ab 95 kg:	-200 kcal	-20 g Protein	+ 20 g KH
	ab 105 kg:	-400 kcal	-40 g Protein	+ 40 g KH
	ab 115 kg:	-600 kcal	-60 g Protein	+ 60 g KH
Frauen:	ab 70 kg:	-150 kcal	-40 g Protein	+ 40 g KH
	ab 80 kg:	-300 kcal	-55 g Protein	+ 55 g KH
	ab 90 kg:	-450 kcal	-65 g Protein	+ 65 g KH

Ausnahmefall 2:
zu geringes Körpergewicht

....

Untergrenze an Kalorien

....

Bei FIT&SHREDDED gibt es eine Untergrenze an Kalorien, welche nicht unterschritten werden darf. Der Grund dafür ist, dass es einzelne Personen gibt, die aus der Reihe fallen, da sie beispielsweise extrem klein sind oder bereits recht wenig Körperfett besitzen.

> **Die Untergrenze ist für Männer 1700 Kalorien und für Frauen 1300.**

Wenn sich bei deiner Berechnung weniger Kalorien ergeben, erhöhe diese auf die Untergrenze. Dies gilt übrigens für alle Phasen - sprich, egal in welcher Phase du dich befindest: Sobald durch die Berechnung weniger Kalorien herauskommen, erhöhst du deine Kalorien auf die Untergrenze. Die Kalorien werden durch die Anzahl an Kohlenhydraten erhöht, Protein und Fett bleiben gleich.

Beispiel Ernährungsplan für Männer

Mann, 80 kg, Aktivität: normale körperliche Aktivität

Durch die individuelle Berechnung erhält der Mann folgende Daten für seinen Tagesbedarf in Phase A von FIT&SHREDDED:

Kalorien: 2247
Protein: 200 g
Fett: 56 g
Kohlenhydrate: die restlichen Kalorien (ca. 236 g)

	Portion/Gewicht	Kcal	Protein	Kohlen-hydrate	Fette
1. Mahlzeit					
Whey Protein	25 g	98 kcal	20 g	2 g	2 g
Banane	1 mittelgroße (ca. 120 g)	111 kcal	1 g	24 g	0 g
Supplement Empfehlung: Kreatin Monohydrat / Zink	3-5 g / 15 mg				
Nährwerte:		209 kcal	21 g	26 g	2 g
2. Mahlzeit					
Haferflocken	70 g	260 kcal	9 g	41 g	5 g
Blaubeeren	125 g	53 kcal	1 g	9 g	1 g
Fettarme Milch	200 ml	98 kcal	7 g	10 g	3 g
Mandeln	15 g	92 kcal	4 g	1 g	8 g
Supplement Empfehlung: Omega 3 Fischöl Kapseln	3 g	27 kcal	0 g	0 g	3 g
Nährwerte:		530 kcal	21 g	61 g	20 g
Trainingszeit					

	🛒	🔥	💪	🌾	💧
Snack nach dem Training					
Reiswaffel	1 Stück (ca. 10 g)	30 kcal	1 g	6 g	0 g
Banane	1 mittelgroße (ca. 120 g)	111 kcal	1 g	24 g	0 g
Nährwerte:		141 kcal	2 g	30 g	0 g
3. Mahlzeit					
Kartoffeln	350 g	245 kcal	7 g	53 g	0 g
Huhn/Putenfilet	200 g	220 kcal	46 g	0 g	2 g
Brokkoli	500 g	135 kcal	15 g	10 g	0 g
Zum Braten: Kokosöl/Butter	5 g	44 kcal	0 g	0 g	5 g
Nährwerte:		644 kcal	68 g	63 g	7 g
4. Mahlzeit: Spicy Hühner Curry aus dem SHREDDED KITCHEN Kochbuch					
Hühnerbrust	200 g	220 kcal	46 g	2 g	2 g
Zwiebel	½ (ca. 40 g)	11 kcal	1 g	2 g	0 g
Kokosmilch light	125 ml	84 kcal	1 g	4 g	7 g
Karotte	50 g	19 kcal	0 g	3 g	0 g
Paprika	50 g	19 kcal	1 g	3 g	0 g
Olivenöl	5 g	43 kcal	0 g	0 g	5 g
Currypaste/-pulver					
Salz, Pfeffer					
Nährwerte:		396 kcal	49 g	14 g	14 g
5. Mahlzeit					
Magerquark	250 g	180 kcal	35 g	10 g	1 g
Walnüsse	15 g	107 kcal	2 g	1 g	10 g
Banane	50 g	46 kcal	1 g	10 g	0 g
Süßstoff flüssig					
Nährwerte:		333 kcal	38 g	21 g	11 g
GESAMT		2253 kcal	199 g	215 g	54 g

Beispiel Ernährungsplan für Frauen

Beispiel:

Frau, 62 kg, Aktivität: normale körperliche Aktivität

Durch die individuelle Berechnung erhält die Frau folgende Daten für ihren Tagesbedarf in Phase A von FIT&SHREDDED:

Kalorien: 1480
Protein: 155 g
Fett: 43 g
Kohlenhydrate: die restlichen Kalorien (ca. 118 g)

	Portion/Gewicht	Kcal	Protein	Kohlen-hydrate	Fette
1. Mahlzeit					
Whey Protein	25 g	98 kcal	20 g	2 g	2 g
Supplement Empfehlung: **Kreatin Monohydrat** **Zink**	3-5 g 15 mg				
Nährwerte:		98 kcal	20 g	2 g	2 g
2. Mahlzeit					
Magerquark	250 g	180 kcal	35 g	10 g	1 g
Himbeeren	125 g	54 kcal	2 g	6 g	0 g
Süßstoff flüssig					
Supplement Empfehlung: **Omega 3** **Fischöl Kapseln**	3 g	27 kcal	0 g	0 g	3 g
Nährwerte:		261 kcal	37 g	16 g	4 g

	⏲	🔥	💪	🌾	💧
3. Mahlzeit					
Fettarmer Fisch (Polardorsch Filet)	150 g	110 kcal	26 g	0 g	1 g
Zum Braten: Kokosöl/Butter	5 g	44 kcal	0 g	0 g	5 g
Grüne Bohnen	350 g	115 kcal	8 g	18 g	1 g
Nährwerte:		269 kcal	34 g	18 g	7 g
Trainingszeit					
Snack nach dem Training					
Haferflocken	50 g	186 kcal	7 g	29 g	4 g
Fettarme Milch	150 ml	71 kcal	5 g	7 g	2 g
Mandeln	30 g	183 kcal	7 g	2 g	16 g
Nährwerte:		440 kcal	19 g	38 g	22 g
4. Mahlzeit					
Hühnerbrust	150 g	165 kcal	35 g	2 g	2 g
Zum Braten: Kokosöl/Butter	5 g	44 kcal	0 g	0 g	5 g
Kartoffeln	150 g	114 kcal	3 g	23 g	0 g
Brokkoli	300 g	85 kcal	9 g	7 g	1 g
Nährwerte:		408 kcal	47 g	32 g	8 g
GESAMT		1476 kcal	157 g	106 g	43 g

Beispiel Ernährungsplan für Veganer

	Portion/Gewicht	Kcal	Protein	Kohlen-hydrate	Fette
1. Mahlzeit					
Reis Protein	45 g	169 kcal	36 g	5 g	1 g
Haferflocken	50 g	186 kcal	7 g	29 g	4 g
Mandeln	10 g	61 kcal	2 g	1 g	5 g
Mandelmilch ungesüßt	150 ml	20 kcal	1 g	0 g	2 g
Supplement Empfehlung: **Kreatin Monohydrat** **Zink**	3-5 g 15 mg				
Nährwerte:		436 kcal	46 g	35 g	12 g
2. Mahlzeit					
Kidneybohnen	1 Dose (255 g)	281 kcal	20 g	38 g	2 g
Mais	125 g	89 kcal	3 g	14 g	2 g
Zwiebel	½ (ca. 40 g)	11 kcal	1 g	2 g	0 g
Apfelessig	30 g	6 kcal	0 g	1 g	0 g
Olivenöl	10 g	86 kcal	0 g	0 g	9 g
Grüner Salat	150 g	20 kcal	2 g	2 g	0 g
Nährwerte:		493 kcal	26 g	57 g	13 g
Trainingszeit					

	⚖	🔥	💪	🌾	💧
3. Mahlzeit					
Reis Protein	45 g	169 kcal	36 g	5 g	1 g
Nährwerte:		169 kcal	36 g	5 g	1 g
4. Mahlzeit					
Rote Linsen	150 g	474 kcal	38 g	75 g	2 g
Brokkoli	500 g	135 kcal	15 g	10 g	0 g
Gewürze zum Kochen der Linsen: Kreuzkümmel, Salz, Pfeffer					
Supplement Empfehlung: Vegane Omega 3 Kapseln	3 g	22 kcal	0 g	1 g	2 g
Nährwerte:		631 kcal	53 g	86 g	4 g
5. Mahlzeit					
Mandeln	20 g	122 kcal	5 g	1 g	11 g
Soja Joghurt ungesüßt	150 g	75 kcal	7 g	2 g	4 g
Himbeeren	100 g	43 kcal	1 g	5 g	0 g
Nährwerte:		240 kcal	13 g	8 g	15 g
GESAMT		1969 kcal	174 g	191 g	45 g

Beispiel Ernährungsplan für Vegetarier

	Portion/Gewicht	Kcal	Protein	Kohlen-hydrate	Fette
1. Mahlzeit					
Whey Protein	35 g	138 kcal	28 g	2 g	2 g
Haferflocken	50 g	186 kcal	7 g	29 g	4 g
Fettarme Milch	200 ml	98 kcal	7 g	10 g	3 g
Supplement Empfehlung: **Kreatin Monohydrat** **Zink**	3-5 g 15 mg				
Nährwerte:		422 kcal	42 g	41 g	9 g
2. Mahlzeit					
Eier	2 Stück Größe M (Gewicht gesamt ca. 120 g)	164 kcal	14 g	2 g	11 g
Mais	125 g	89 kcal	3 g	14 g	2 g
Zwiebel	½ (ca. 40 g)	11 kcal	1 g	2 g	0 g
Apfelessig	30 g	6 kcal	0 g	1 g	0 g
Grüner Salat	150 g	20 kcal	2 g	2 g	0 g
Nährwerte:		290 kcal	20 g	21 g	13 g
Trainingszeit					

3. Mahlzeit					
Magerquark	250 g	180 kcal	35 g	10 g	1 g
Banane	2 mittelgroße (je 120 g)	222 kcal	2 g	48 g	1 g
Nährwerte:		402 kcal	37 g	58 g	2 g
4. Mahlzeit					
Rote Linsen	100 g	316 kcal	26 g	50 g	2 g
Feta light	75 g	121 kcal	14 g	1 g	7 g
Brokkoli	500 g	135 kcal	15 g	10 g	0 g
Gewürze zum Kochen der Linsen: Kreuzkümmel, Salz, Pfeffer					
Supplement Empfehlung: Vegane Omega 3 Kapseln	3 g	22 kcal	0 g	1 g	2 g
Nährwerte:		594 kcal	55 g	62 g	11 g
5. Mahlzeit					
Fettarmer Hüttenkäse	200 g	130 kcal	26 g	2 g	2 g
Olivenöl	10 g	86 kcal	0 g	0 g	9 g
Tomaten	200 g	36 kcal	2 g	5 g	0 g
Nährwerte:		252 kcal	28 g	7 g	11 g
GESAMT		1960 kcal	182 g	189 g	46 g

Kalorien zählen mit IIFYM

Was ist IIFYM?

IIFYM bedeutet ausgeschrieben „if it fits your macros". Auf Deutsch also „wenn es in deine Mengenangaben der Makronährstoffe passt".

IIFYM ist eine Ernährungsform, bei der du sehr flexibel bist und dich nicht an einen vorgeschriebenen Ernährungsplan halten musst. So kannst du auch öfters einfach einmal das essen, worauf du gerade Lust hast. Hauptsache, es passt in deine ausgerechneten Mengen an Kalorien und Makronährstoffen, kurz „Makros". Außerdem sind die Mahlzeiten durch IIFYM nicht jeden Tag gleich, sondern können durchaus komplett verschieden sein, wenn du das möchtest. Sprich: Du musst dich nicht an einen täglichen, eintönigen Ernährungsplan halten, sondern kannst täglich variieren und individuell essen.

Wie funktioniert Kalorien zählen?

Du zählst alles, was du am Tag zu dir nimmst, mit einer App auf deinem Handy. Du wiegst alle Lebensmittel auf einer Küchenwaage ab und gibst diese dann in deine App ein. Somit zählst du die Anzahl der Kalorien, der Kohlenhydrate, der Proteine und der Fette. Gute Beispiele für diese Apps sind zum Beispiel MyFitnessPal sowie FDDB.

Du kannst alle verschiedenen Lebensmittel und Mahlzeiten am Tag essen, solange es „hineinpasst". Am Ende des Tages musst du einfach deine ausgerechneten Kalorien, Proteine, Fette und Kohlenhydrate zu dir genommen haben, und darfst diese nicht überschreiten. Das ist das wichtigste.

Kalorien zählen in der Praxis

In der Praxis sieht dies so aus, dass man definitiv seine Favoriten unter den Mahlzeiten hat. Perfekte Mahlzeiten hast du bereits im Beispiel-Ernährungsplan von FIT&SHREDDED. Das ist wirklich ein optimaler Ernährungsplan, wie ihn auch du an einem Tag gestalten könntest, natürlich auf deine Kalorien und Makros umgeändert.

Die Mahlzeiten sind auch bei mir oft gleich, beispielsweise esse ich morgens oft exakt dieselbe Portion Haferflocken mit Blaubeeren und Whey Protein. Auch eine Mahlzeit mit Huhn, Fisch, Rind sowie viel Gemüse gibt es bei mir immer.

Wie bereits erwähnt, musst du am Ende des Tages einfach deine Kalorien und Makros gedeckt haben. Nun erkläre ich dir das anhand eines Beispieltages.

Achtung:
Bitte verwende die App nur zum Kalorienzählen und berechne dort, falls diese Funktion in deiner App vorhanden ist, nicht deine Gesamtkalorien. Dies machst du mit unserer Formel. Weiters ist es sehr wichtig, dass du dein Training NICHT in die App einträgst, da dies sonst zu deinen Kalorien in der App hinzugefügt wird und es sein kann, dass du kein Kaloriendefizit mehr hast. Deine Trainingseinheiten sind bereits in unsere Formel einberechnet.

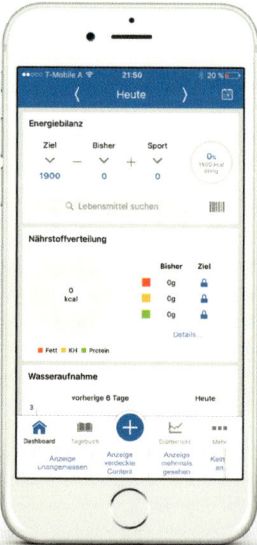

Screenshot: FDDB App.

Ein Beispieltag

Ich esse mein Frühstück - beispielsweise eine Haferflocken-Mahlzeit - bereite dies auf meiner Küchenwaage zu und gebe alle Zutaten in meine App ein. Somit weiß ich, wie viele Kalorien, Kohlenhydrate, Proteine und Fette ich bereits gegessen habe. Bei den nächsten Mahlzeiten mache ich es genauso.

Später am Tag kann ich dann genau nachsehen, wie viele Kalorien, Kohlenhydrate, Proteine und Fette ich noch essen darf und sozusagen noch „frei" habe, um auf meine Werte zu kommen. Dann mache ich mir noch 1-2 perfekte Mahlzeiten, die diese Kalorien und Makros decken. Fertig.

Natürlich sollten die Mahlzeiten immer ein gutes Verhältnis haben, damit du nicht bereits am Morgen deine kompletten Fette gedeckt hast. Sonst kannst du den ganzen Tag nichts mehr essen, was Fett enthält.

Mein Tipp: Die Kohlenhydrate musst du dir eigentlich nicht extra ausrechnen, da du ja, wie bei unserer Beispielsrechnung, die restlichen Kalorien, die du nicht mit Protein und Fett deckst, mit Kohlenhydraten füllst.
Dies funktioniert auch in der Praxis so: Du achtest darauf, pro Tag deine Menge an Protein und Fett zu dir zu nehmen, und natürlich deine Anzahl an Kalorien. Die Kohlenhydrate ergeben sich hier automatisch.

Sobald du mit IIFYM und einer App arbeitest, wirst du das ganz einfach verstehen. Anfangs dauert es etwas länger, wenn man noch nicht mit solch einer App gearbeitet und noch nie sein Essen abgewogen hat. Nach einer gewissen Zeit sind dies aber wirklich nur 5 Minuten Arbeit täglich, auch wenn du es vielleicht gerade nicht glauben kannst.

Sieh dir gerne meine "Full Day of Eatings" auf Youtube an, dort zeige ich, wie ich das in der Praxis genau mache. Wenn du hier trotzdem Fragen hast, poste diese bitte in die Teamgruppe, dir werden sicher viele Mitglieder weiterhelfen.

Kannst du deine gesamten Kalorien und Makros auch mit Zucker und Süßigkeiten stopfen?

Die Antwort ist ganz klar: NEIN.

Zwar haben 10 g Kohlenhydrate aus Früchten dieselben Kalorien wie 10 g Kohlenhydrate aus Gummibärchen, jedoch sollte jedem klar sein, dass Früchte natürlich viel gesünder sind.

Genauso haben 25 g Walnüsse ähnlich viel Fett wie zum Beispiel ein Cheeseburger, jedoch ist das in Walnüssen enthaltene Fett viel gesünder für deinen Körper als das Fett, welches in einem Cheeseburger enthalten ist.

IIFYM bedeutet somit nicht, sich nur ungesund zu ernähren und nur noch Junkfood zu essen. Du solltest bei IIFYM trotzdem einen großen Teil deiner täglichen Kalorien aus gesunden Lebensmitteln beziehen. Außerdem ist es in einer Diät ratsam, auf Speisen mit einem hohen Volumen zu setzen. Eine Erklärung dazu folgt in einem späteren Kapitel.

Ich persönlich sage immer, man sollte seine Kalorien und Makros aus 85% gesunden Lebensmitteln decken. Die restlichen 15% dürfen ruhig auch mal aus ungesünderen Speisen bestehen, wie beispielsweise einem Eis oder anderen Süßigkeiten. Das ist wirklich absolut kein Problem.

Um sicherzustellen, dass du bei IIFYM auch genug gesunde Nahrungsmittel zu dir nimmst, gibt es bei FIT&SHREDDED empfohlene Vorgaben für die Aufnahme von Ballaststoffen, Gemüse und Obst.

Diese lauten:

Ballaststoffe: mindestens 30 g pro Tag
Obst: mindestens 250 g pro Tag
Gemüse: mindestens 500 g pro Tag

Anpassung der Kalorien

Was ist, wenn du zu viel oder zu wenig abnimmst?

Grundsätzlich werden die Kalorien, welche du mit der Formel ausrechnest, passen. Arbeite damit, und du wirst sicher optimale Ergebnisse erzielen.

Jeder Körper und somit jeder Stoffwechsel ist jedoch unterschiedlich, daher kann es in wenigen Fällen sein, dass du zu viel oder zu wenig abnimmst. Auch dafür gibt es bei FIT&SHREDDED eine ganz einfache Lösung, und zwar die eigene Anpassung.

Um diese durchzuführen, wiege dich täglich oder alle zwei Tage nach dem Aufstehen sowie nach dem Toilettengang auf nüchternem Magen ab, bevor du etwas getrunken oder gegessen hast. Notiere dieses Gewicht.

Personen, die viel Körperfett besitzen und eine große Menge an Gewicht verlieren sollen (beispielsweise 12-24 kg), wie zum Beispiel ein Mann mit einer Größe mit 1,80 m und einem Gewicht von 110 kg.

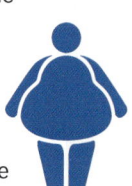

Diese Personen sollten eher 1-2 kg pro Woche abnehmen.

Solltest du weniger als 1 kg pro Woche abnehmen, reduziere deine täglichen Kalorien um 100. Diese ziehst du an den Kohlenhydraten ab (ca. 25 g Kohlenhydrate, zum Beispiel etwa 1 Banane).

Solltest du mehr als 2 kg pro Woche abnehmen, erhöhe die täglichen Kalorien um 100. Diese fügst du in Form von Kohlenhydraten hinzu (ca. 25 g Kohlenhydrate, zum Beispiel etwa 1 Banane).

Personen, die nicht sehr viel Körperfett besitzen und eine moderate Menge an Gewicht verlieren sollen (beispielsweite 6-12 kg), wie zum Beispiel eine Frau mit einer Größe von 1,60 m und einem Gewicht von 63 kg.

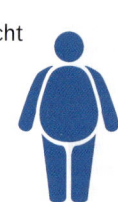

Diese Personen sollten eher 0,5-1 kg pro Woche abnehmen.

Solltest du weniger als 0.5 kg pro Woche abnehmen, reduziere deine täglichen Kalorien um 100. Diese ziehst du an den Kohlenhydraten ab (ca. 25 g Kohlenhydrate, zum Beispiel etwa 1 Banane).

Solltest du mehr als 1 kg pro Woche abnehmen, erhöhe die täglichen Kalorien um 100. Diese fügst du in Form von Kohlenhydraten hinzu (ca. 25 g Kohlenhydrate, zum Beispiel etwa 1 Banane).

Fazit

Wie bereits erwähnt, werden die Kalorien, welche bei der Formel herauskommen, in den meisten Fällen optimal passen.

Dennoch kann man nie genau sagen, wie viel Kalorien jede Person pro Tag wirklich verbrennt. Wenn du nun also noch genauer arbeiten willst, oder du beispielsweise nicht mehr abnimmst bzw. zu schnell abnimmst, führe die Anpassung deiner Kalorien durch und orientiere dich an dem Wert, der auf dich zutrifft. Sprich entweder 1-2 kg pro Woche, wenn du sehr viel Fett verlieren solltest, oder 0,5-1 kg pro Woche, wenn es eine moderate Menge sein soll.

Welcher Wert hier auf dich zutrifft, sprich ob du sehr viel oder eher ein moderates Gewicht abnehmen solltest, wirst du selbst sicher am besten wissen. Gerne kannst du dies aber auch mit aktuellen Bildern in unsere Teamgruppe posten und dir Feedback holen, falls du dir unsicher bist.

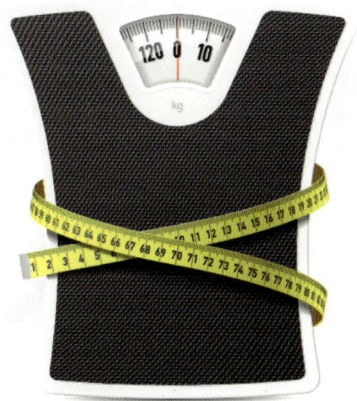

Wichtige Informationen

Das Gewicht, welches man hier misst, sollte ein Durchschnittsgewicht sein. Oft gibt es von Tag zu Tag größere Schwankungen, dies ist jedoch oft nur Wasser. Davon lasse dich nicht beirren, Gründe können hier zum Beispiel ein unterschiedlicher Salzkonsum sein.

Das bedeutet: Achte darauf, wie viel du durchschnittlich in einer Woche abgenommen hast - dies kann man sehr gut erkennen, wenn man täglich sein Gewicht notiert.

Achte daher darauf, nicht zu schnell und zu hastig deine Kalorien zu verändern, nur weil du zum Beispiel an einem Tag 0,5 kg leichter bist als am Vortag. Dies sind wie gesagt ganz natürliche Schwankungen. Schau' dir immer nach einer Woche deinen durchschnittlichen Gewichtsverlust an und entscheide dann, ob du eine Änderung der Kalorien vornehmen musst, oder nicht.

Ein weiterer wichtiger Punkt ist, dass wir diese Änderungen erst nach der 2. Woche von FIT&SHREDDED vornehmen dürfen. Der Grund dafür ist, dass man in den ersten zwei Wochen oft sehr viel Gewicht verliert, was jedoch hauptsächlich Wasser ist, da man auf einmal weniger Kohlenhydrate zu sich nimmt, als vor dem Start.

Das bedeutet, kümmere dich erst nach der 2. Woche darum, ob du deine Kalorien anpassen musst. Davor arbeitest du ganz normal mit deinen ausgerechneten Kalorien und Makronährstoffen.

Fragen zu deiner Ernährung

Wie viele Mahlzeiten solltest du zu dir nehmen?

Grundsätzlich ist es überhaupt nicht wichtig, wie viele Mahlzeiten du am Tag zu dir nimmst. Wichtig sind am Ende des Tages deine persönliche Gesamtkalorienanzahl sowie die Verteilung der Makronährstoffe. Diese musst du am Ende des Tages gedeckt haben.

Ob man diese Gesamtkalorienanzahl nun in 4 oder 8 Mahlzeiten zu sich nimmt, ist nicht relevant. Ich persönlich finde es jedoch angenehm, zwischen 3 und 6 Mahlzeiten täglich zu essen.

Das bedeutet, wenn du individuell arbeiten möchtest, wie gerade besprochen, kannst du auch mit der Anzahl der Mahlzeiten individuell arbeiten.

Mein Tipp

 Die Mahlzeit vor dem Training solltest du etwa 1-2 Stunden davor zu dir nehmen. So hast du definitiv die meiste Power und es wird dir nicht übel.

Ob du nun nach der 1. oder 3. Mahlzeit trainierst, ist komplett egal, das kannst du machen, wie du möchtest. Dies hängt natürlich auch oft von deinem Beruf ab und zu welcher Uhrzeit du trainieren kannst.

Zu welcher Uhrzeit solltest du deine Mahlzeiten zu dir nehmen?

Zu welcher Uhrzeit du deine Mahlzeiten zu dir nimmst, wird auch keinen großen Unterschied bei deinem späteren Erfolg ausmachen. Gut wäre es jedoch, wenn du deine Mahlzeiten auf den Tag verteilst, und beispielsweise nicht die Hälfte deiner gesamten Kalorien bereits am Morgen isst.

Vor allem das Protein, welches du zu dir nimmst, solltest du dir über den gesamten Tag gut aufteilen! Führe deinem Körper nicht in einer einzigen Mahlzeit fast deinen kompletten Tagesbedarf an Protein zu, sondern teile ihn möglichst gut auf deine Mahlzeiten auf.

Was ist, wenn die Makros am Ende des Tages ein wenig abweichen?

Schau, dass du deine Makros definitiv gut einhältst, aber trotzdem musst du es nicht zu genau nehmen. Bei Protein kann es ruhig einen Unterschied bis zu 15 g geben, das ist kein Problem.

Dies trifft ebenso bei Fetten und Kohlenhydraten zu. Ob du jetzt einmal 10 g mehr Fett und dafür etwa 22 g weniger Kohlenhydrate isst, ist nicht schlimm. Das kann durchaus einmal vorkommen. Wichtig ist, dass die Gesamtkalorien am Ende des Tages stimmen.

Wichtig: Iss nicht viel weniger Fett als in FIT&SHREDDED angegeben. Wenn du beispielsweise nur 25 g Fett am Tag zu dir nimmst, wäre das definitiv ungesund. Versuche daher wirklich, die Makros gut einzuhalten, um die besten Resultate zu erzielen.

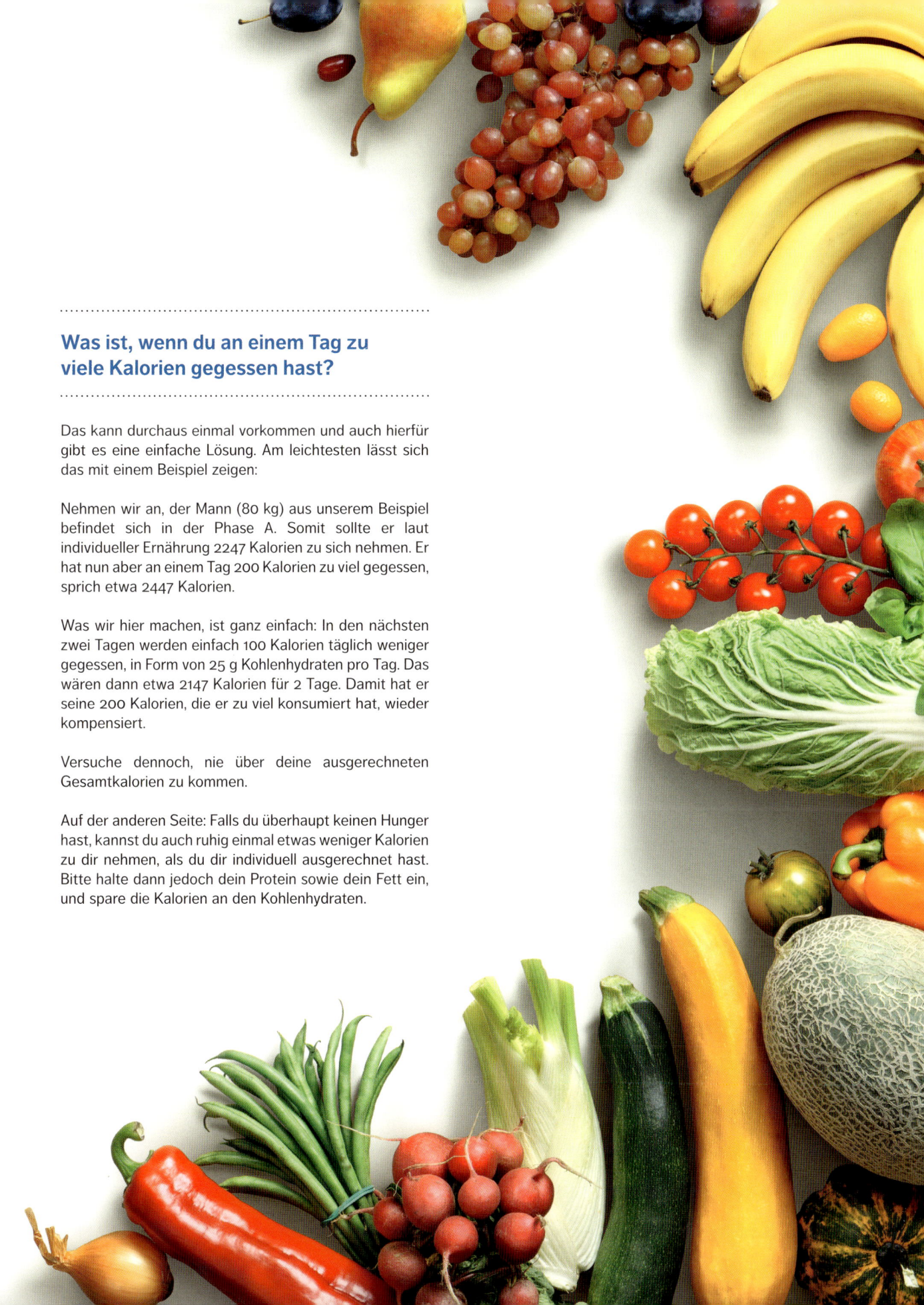

Was ist, wenn du an einem Tag zu viele Kalorien gegessen hast?

Das kann durchaus einmal vorkommen und auch hierfür gibt es eine einfache Lösung. Am leichtesten lässt sich das mit einem Beispiel zeigen:

Nehmen wir an, der Mann (80 kg) aus unserem Beispiel befindet sich in der Phase A. Somit sollte er laut individueller Ernährung 2247 Kalorien zu sich nehmen. Er hat nun aber an einem Tag 200 Kalorien zu viel gegessen, sprich etwa 2447 Kalorien.

Was wir hier machen, ist ganz einfach: In den nächsten zwei Tagen werden einfach 100 Kalorien täglich weniger gegessen, in Form von 25 g Kohlenhydraten pro Tag. Das wären dann etwa 2147 Kalorien für 2 Tage. Damit hat er seine 200 Kalorien, die er zu viel konsumiert hat, wieder kompensiert.

Versuche dennoch, nie über deine ausgerechneten Gesamtkalorien zu kommen.

Auf der anderen Seite: Falls du überhaupt keinen Hunger hast, kannst du auch ruhig einmal etwas weniger Kalorien zu dir nehmen, als du dir individuell ausgerechnet hast. Bitte halte dann jedoch dein Protein sowie dein Fett ein, und spare die Kalorien an den Kohlenhydraten.

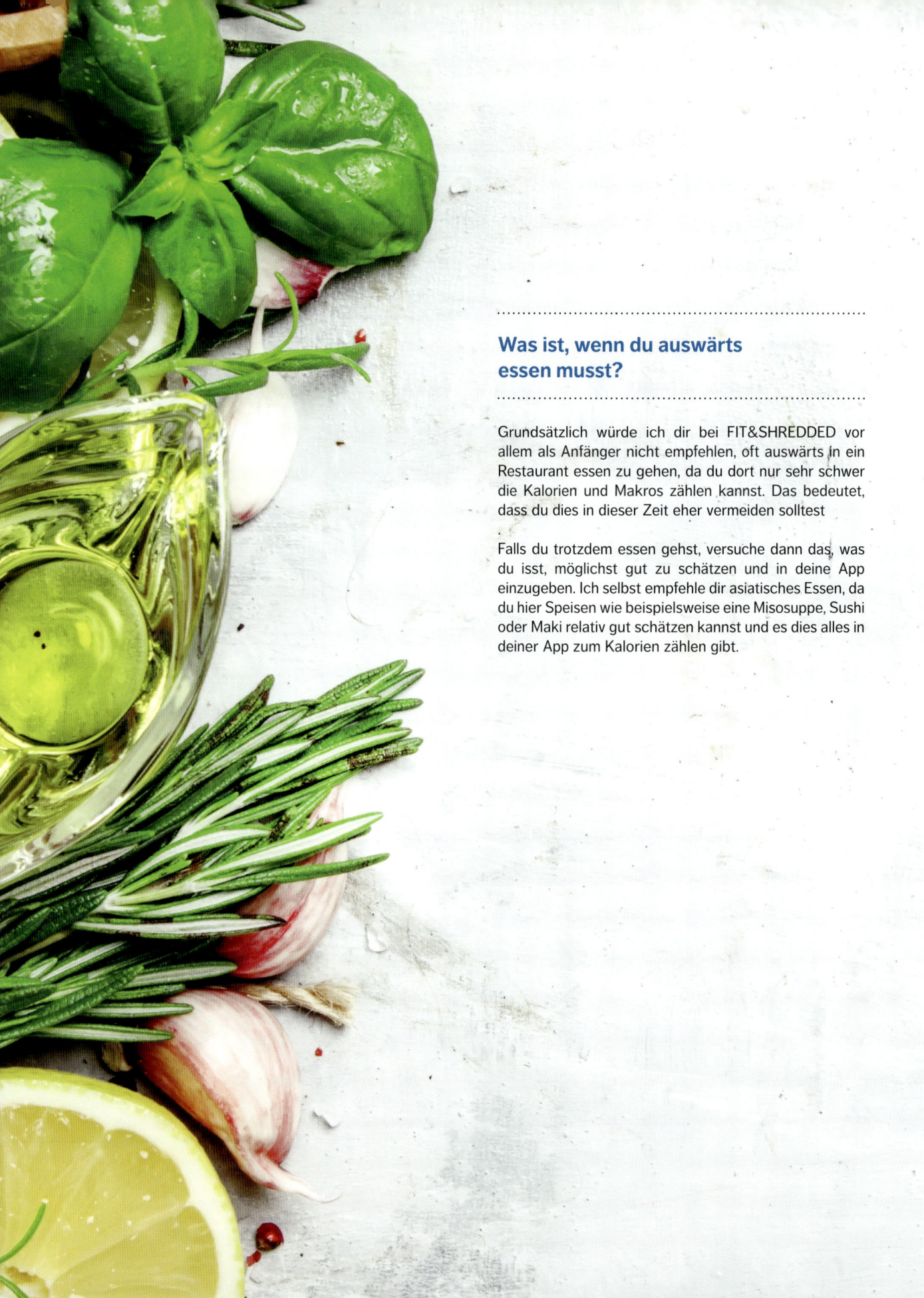

Was ist, wenn du auswärts essen musst?

Grundsätzlich würde ich dir bei FIT&SHREDDED vor allem als Anfänger nicht empfehlen, oft auswärts in ein Restaurant essen zu gehen, da du dort nur sehr schwer die Kalorien und Makros zählen kannst. Das bedeutet, dass du dies in dieser Zeit eher vermeiden solltest

Falls du trotzdem essen gehst, versuche dann das, was du isst, möglichst gut zu schätzen und in deine App einzugeben. Ich selbst empfehle dir asiatisches Essen, da du hier Speisen wie beispielsweise eine Misosuppe, Sushi oder Maki relativ gut schätzen kannst und es dies alles in deiner App zum Kalorien zählen gibt.

Welche Lebensmittel kannst du miteinander tauschen?

Da wir jetzt mit IIFYM arbeiten, hier noch ein paar perfekte Beispiele, welche Lebensmittel etwa gleich viele Kalorien und dieselben Makros haben, damit du siehst, wie du individuell mit Lebensmitteln variieren kannst:

- 150 g Polardorsch oder 150 g Hähnchenbrust
- 500 g Brokkoli oder 500 g Zucchini oder 500 g Blattspinat
- 170 g fettarmes griechisches Joghurt oder 140 g Magerquark
- 120 g Banane oder 200 g Apfel oder 250 g Pfirsich oder 200 g Birne
- 200 g Orange oder 200 g Mandarine
- 100 g Aubergine oder 100 g Zucchini
- 50 g Vollkornbrot oder 25 g Reiswaffeln
- 100 g fettarmes Rindfleisch/Schweinefleisch oder 120 g Hühnerfleisch
- 5 g Kokosöl oder 5 g Butter
- 100 g fettarme Milch oder 100 g fettarmes Joghurt

Fazit

Durch IIFYM kannst du wirklich komplett individuell arbeiten. Es gibt keine eintönige Ernährung, die strikt nach einem genauen Essensplan geht. Für mich gibt es einfach nichts Besseres, als mit IIFYM zu arbeiten.

Nebenbei bekommst du auch ein Gefühl für Lebensmittel, du lernst, wie viele Kalorien und Makronährstoffe gewisse Speisen haben und erfährst hier auch wirklich viel über Ernährung. Du kannst sehr viel ausprobieren und experimentieren. Ach ja, und nebenbei darf man sich manchmal etwas Süßes oder „Verbotenes" gönnen, ohne dadurch auch nur ansatzweise Fett anzusetzen. Besser geht es nicht, oder?

Das bedeutet, du arbeitest nun mit IIFYM sowie mit einer App zum Kalorien zählen und deinen individuell, an dich angepassten Kalorien und Makronährstoffen, die du dir ausgerechnet hast. Anfangs benötigst du etwas Zeit, doch nach und nach bekommst du dafür ein gutes Gefühl und hast deine Kalorien und Makro-Verteilung optimal im Griff. Somit kannst du auch perfekte Mahlzeiten zu dir nehmen und dir sogar manchmal etwas Süßes gönnen.

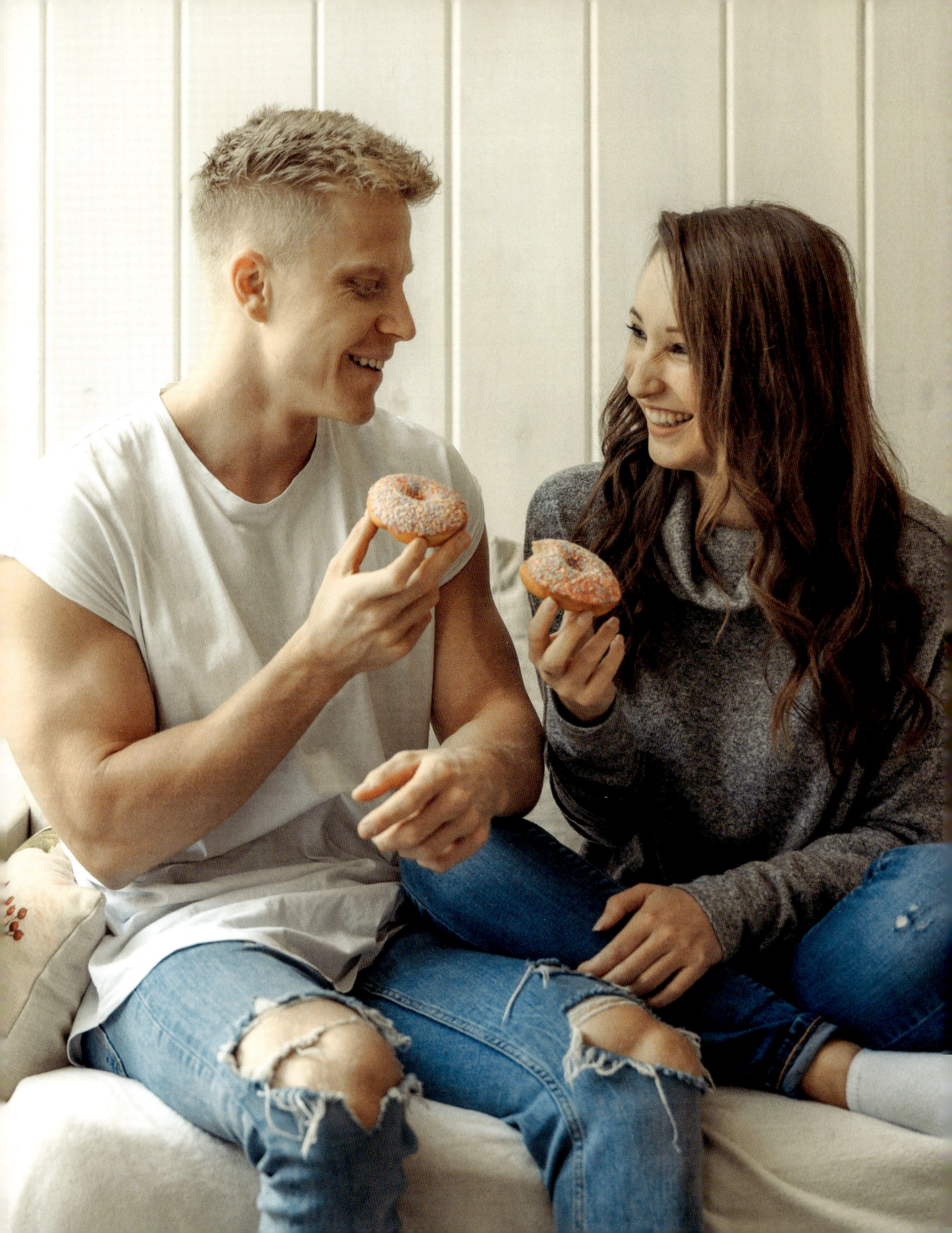

Zucker und Süßes

Wie viel ist erlaubt?

Zucker ist nicht zu verteufeln, denn es ist auch nur ein Kohlenhydrat wie jedes andere. Was viele jedoch unter „Zucker" verstehen, ist der normale Haushaltszucker, der auch als Saccharose bezeichnet wird.

Um die Frage, wie viel Zucker du am Tag maximal zu dir nehmen solltest, zu beantworten, ist es wichtig, zwischen Zucker, der natürlich in Lebensmitteln vorkommt und künstlich hinzugefügtem Zucker zu unterscheiden, denn um den geht es eigentlich. Natürlich vorkommender Zucker im Essen ist meist nicht das Problem.

Laut Experten sollten Männer maximal 150 Kalorien (etwa 37 g) pro Tag an hinzugefügtem Zucker konsumieren, Frauen maximal 100 Kalorien (etwa 25 g). Dies entspricht ungefähr 9 Teelöffel Zucker bei Männern und 6 Teelöffel Zucker bei Frauen.

Der Zuckeranteil, der auf Lebensmitteln angegeben ist, ist jedoch nicht immer hinzugefügter Zucker, sondern kann auch natürlich vorkommender sein. Somit ist es nicht wirklich möglich, einen genauen Maximalwert an Zucker herauszufinden, den man am Tag generell konsumieren darf. Ich empfehle dir daher eher Lebensmittel ohne zugesetzten Zucker zu konsumieren - wie beispielsweise Müsli ohne Zuckerzusatz.

Musst du bei FIT&SHREDDED auf Süßes verzichten?

Die Antwort ist: Nein. Solange du dich grundlegend gesund ernährst, kannst du definitiv einen kleinen Teil deiner Kalorienmenge mit „nicht so gesunden" Lebensmitteln decken, zu denen auch Süßigkeiten gehören.

Achte bitte darauf, nicht jeden Tag Süßes zu konsumieren und kontrolliere, ob es an diesem Tag wirklich in deine Kalorienmenge passt, die du zu dir nehmen sollst. Spaß ist das Wichtigste, deshalb sei flexibel und gönn' dir ab und zu einmal etwas Süßes, wenn du das möchtest.

Doch denk' wieder daran: eine Handvoll Gummibären hat teilweise gleich viele Kalorien, wie ein ganzer Salat, der dich richtig schön satt macht.

Ich persönlich greife in einer Diät dann eher nur selten zu Gummibären.

Hohes Volumen - der Hunger Killer!

Was machst du gegen Hunger in einer Diät?

Dies ist eine sehr wichtige Frage, die leider bei vielen Fitnessprogrammen sehr vernachlässigt wird. Das Ergebnis ist, dass die Leute oft großen Heißhunger haben, und dies einfach nicht angenehm ist.

Hunger ist nicht komplett auszuschließen, da wir ja eine geringe Anzahl an Kalorien zu uns nehmen. Trotzdem wird bei FIT&SHREDDED darauf geachtet, so wenig Hunger wie möglich zu haben. Viele Mitglieder posten in die Teamgruppe, noch NIE bei FIT&SHREDDED am Ende des Tages wirklich Hunger gehabt zu haben. So etwas zu lesen, freut mich enorm, da es zeigt, dass dieses Programm absolut funktioniert und einfach Spaß macht.

Um in einer Diät keinen Hunger zu haben, greifen wir also vor allem zu Lebensmitteln, die ein hohes Volumen haben, sprich den Magen gut füllen und das Sättigungsgefühl somit erhöhen, aber trotzdem eine niedrige Energiedichte, sprich Kalorien, besitzen.

Beispielsweise esse ich oft eine riesige Schüssel Salat mit Gemüse und Hühnerbrust am Abend, da ich danach komplett satt bin.

Beispiele für Lebensmittel, die dich gut füllen und wenig Kalorien haben

- Grüner Salat
- Brokkoli
- Zucchini
- Grüne Bohnen
- Tomaten
- Salatgurke
- Beeren als Obstquelle
- Karotten

Grundsätzlich kann ich hier jegliches Gemüse empfehlen. Aber auch Kartoffeln statt Reis zu essen, ist ein guter Tipp. Hier ist das Volumen bei gleicher Kalorienanzahl viel höher und somit ist man viel satter.

Setze bei FIT&SHREDDED somit vor allem auf solche Lebensmittel, um keinen Hunger zu haben und trotzdem in Topform zu kommen. Außerdem macht so das Programm viel mehr Spaß. Poste auch gerne in die Teamgruppe, um weitere Ideen für Lebensmittel zu erhalten, die dich gut sättigen.

Auf der nächsten Seite findest du Vergleiche für Lebensmittel, die bei derselben Anzahl an Kalorien einen enormen Mengenunterschied aufweisen. Somit verstehst du dieses Thema noch besser.

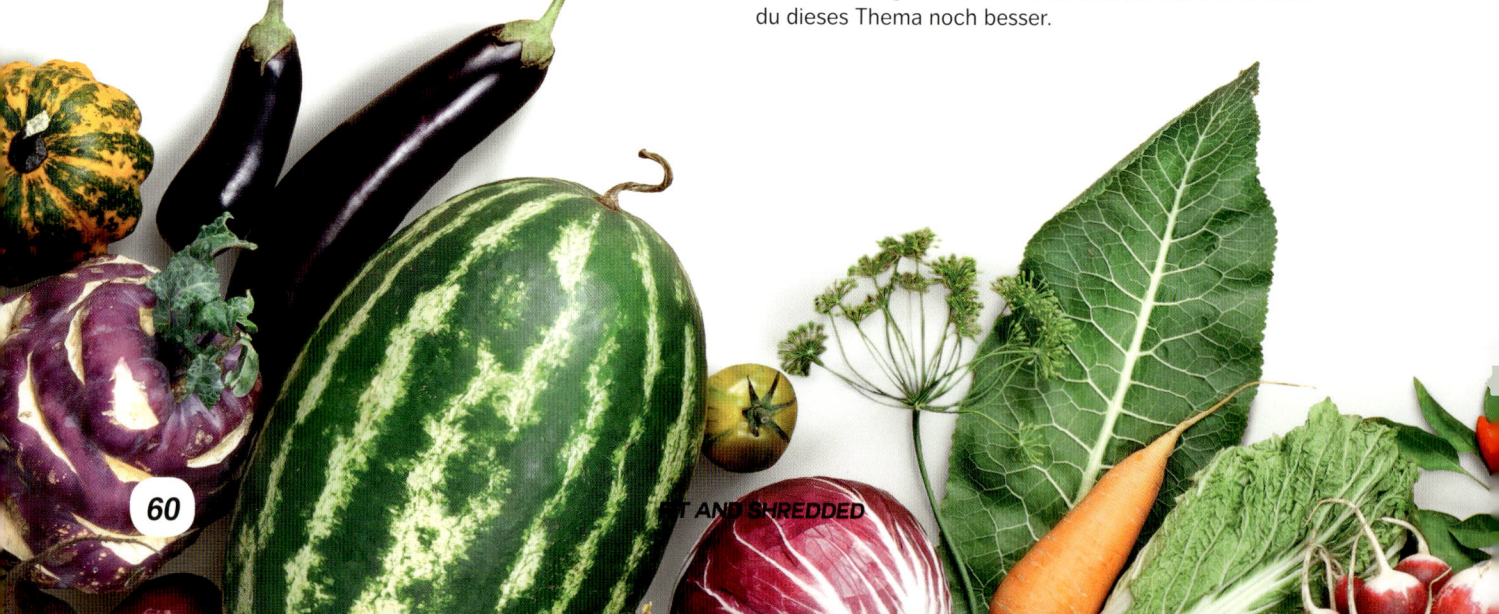

Vergleich von Lebensmitteln, die etwa dieselbe Kalorienanzahl haben

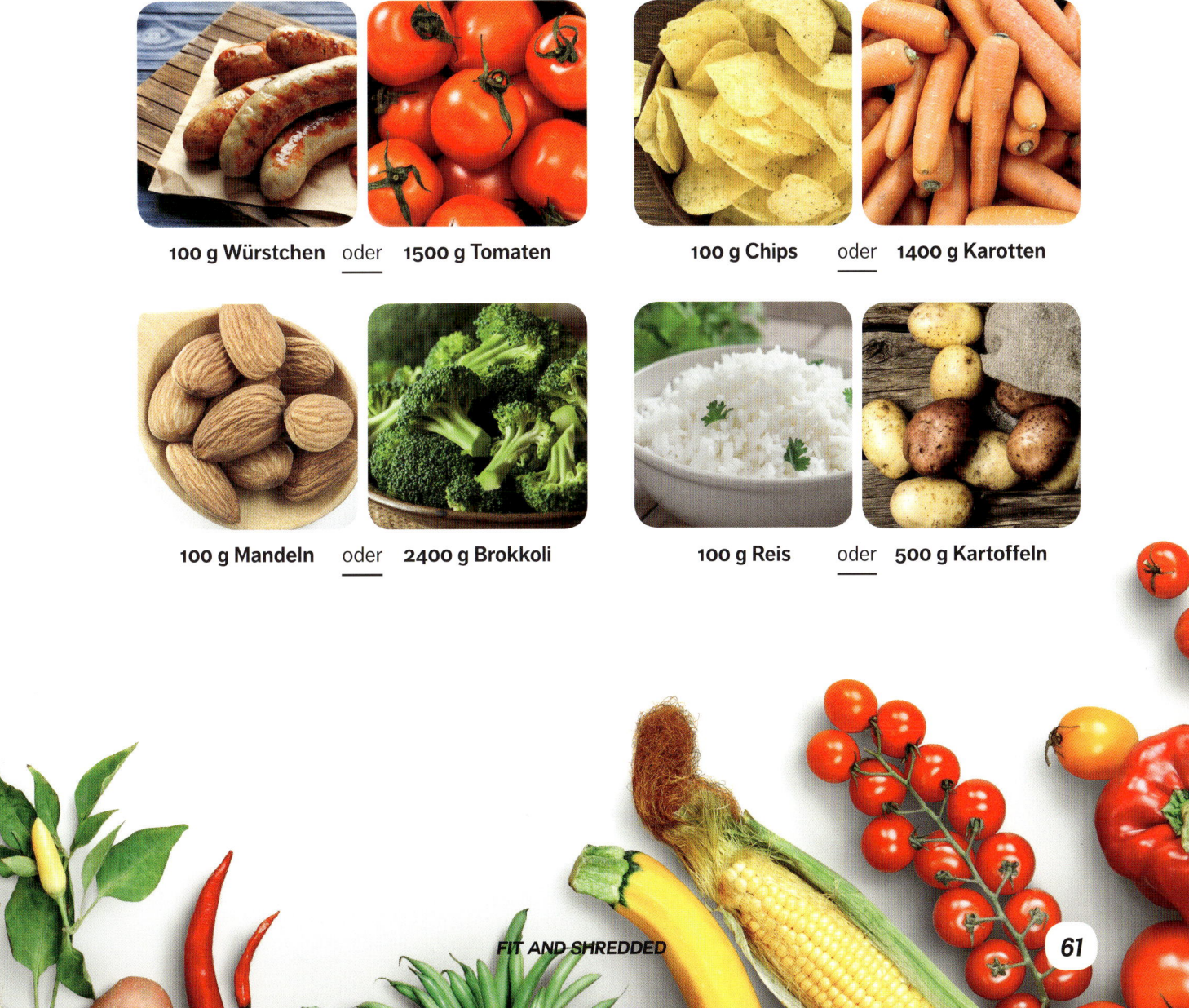

100 g Würstchen oder **1500 g Tomaten**

100 g Chips oder **1400 g Karotten**

100 g Mandeln oder **2400 g Brokkoli**

100 g Reis oder **500 g Kartoffeln**

Weitere empfehlenswerte Lebensmittel

Kohlenhydratquellen

Unverarbeitet:	• Kartoffeln / Süßkartoffeln • Reis • Haferflocken	• Kichererbsen • Bulgur • Quinoa
Verarbeitet:	• Vollkornbrot • Pasta • Reiswaffeln	• Maiswaffeln • Früchtemüsli
Obst:	• Beeren • Bananen • Äpfel	• Marillen • Pfirsiche • Rote Trauben

Proteinquellen

Tierische Produkte:	• Geflügel (Hühnerbrust, Pute) • Rotes, fettarmes Fleisch (Rind, Wild, Schwein)	• Fisch • Schinken • Eier
Milchprodukte:	• Magerquark / Magertopfen • Körniger Frischkäse / Cottage Cheese (fettarm)	• Milch (fettarm) • Joghurt (fettarm) • Proteinpulver
Pflanzliches Protein:	• Bohnen • Linsen • Erbsen	• Tofu • Seitan • Mandeln

Fettquellen

- Nüsse und Kerne
- Butter
- Olivenöl
- Eier

- Avocado
- Fisch
- Kokosöl
- Käse

- Dunkle Schokolade
- Chiasamen
- Griechisches Joghurt
- Leinöl

Gemüse

- Grüne Bohnen
- Karotten
- Zucchini
- Paprika
- Tomaten

- Champignons
- Brokkoli
- Zwiebel
- Spinat
- Artischocken

- Aubergine
- Weiß-, Rosen- & Blumenkohl
- Kohlrabi

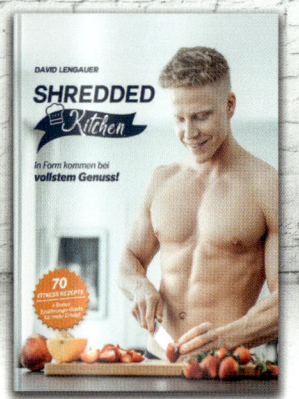

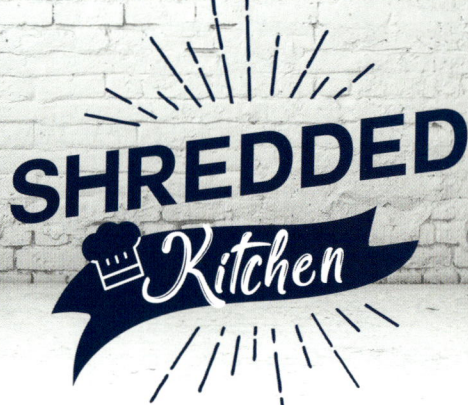

SHREDDED KITCHEN ist mein Fitness Kochbuch mit vielen leckeren und eiweißreichen Rezepten, die kalorienarm sind, sich vor allem optimal für den Fettabbau, sprich zum Abnehmen eignen und trotzdem ausgezeichnet schmecken. In Form kommen und trotzdem in vollen Zügen genießen - das habe ich gemeinsam mit meinem Team mit SHREDDED KITCHEN geschafft.

Auch wenn du nicht unbedingt abnehmen willst, sondern einfache, kalorienarme, gesunde, leckere und eiweißreiche Rezepte haben möchtest, ist SHREDDED KITCHEN genau wie MUSCLE KITCHEN absolut richtig für dich. Zusätzlich kannst du die Zutaten teilweise einfach verändern, je nachdem, ob du eher mehr oder weniger Kalorien zu dir nehmen möchtest. Die Rezepte kannst du außerdem perfekt in deine individuelle Ernährung von FIT&SHREDDED sowie LEAN&MASSIVE integrieren, denn all meine Kochbücher sind der perfekte Zusatz zu den Programmen.

Ich selbst bin auf SHREDDED KITCHEN sehr stolz, denn dies ist das erste Kochbuch, das im eigenen gegründeten Verlag erschienen ist. Seitdem können alle sehen, wie wichtig es mir ist, viel Qualität und Liebe zum Detail in meine Bücher zu verpacken.

✓ **70 optimale Fitness Rezepte**

✓ **Lecker, eiweißreich und kalorienarm**

✓ **Optimal kombinierbar mit all unseren Programmen für noch bessere Erfolge**

✓ **In Form kommen und dabei absolut genießen**

✓ **Nie wieder auf Süßes verzichten**

✓ **Endlich schnell und einfach kochen**

Genauere Informationen zu SHREDDED KITCHEN erfährst du unter:

🌐 **www.davidlengauer.com**

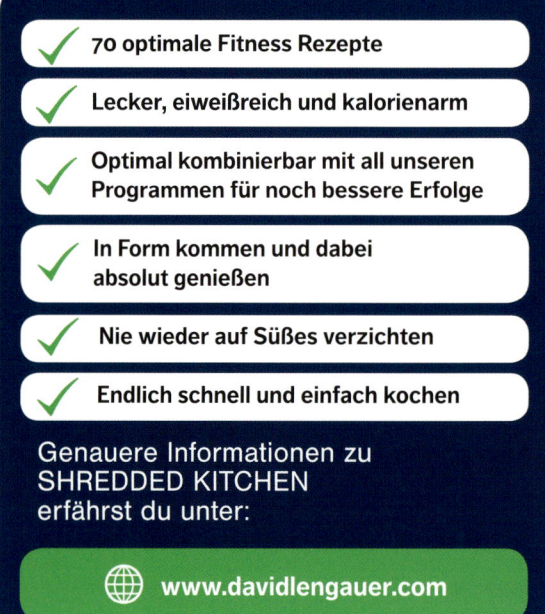

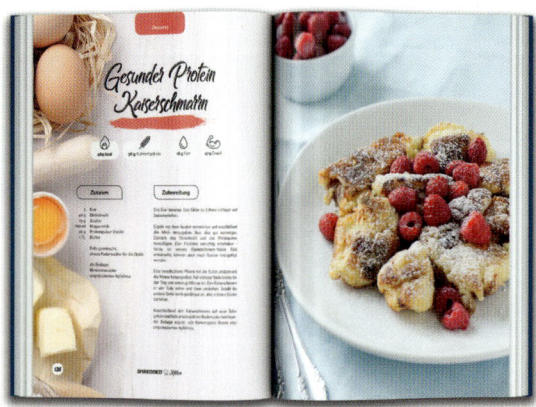

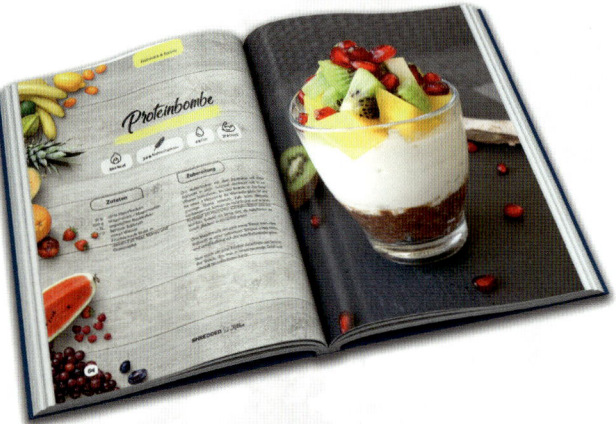

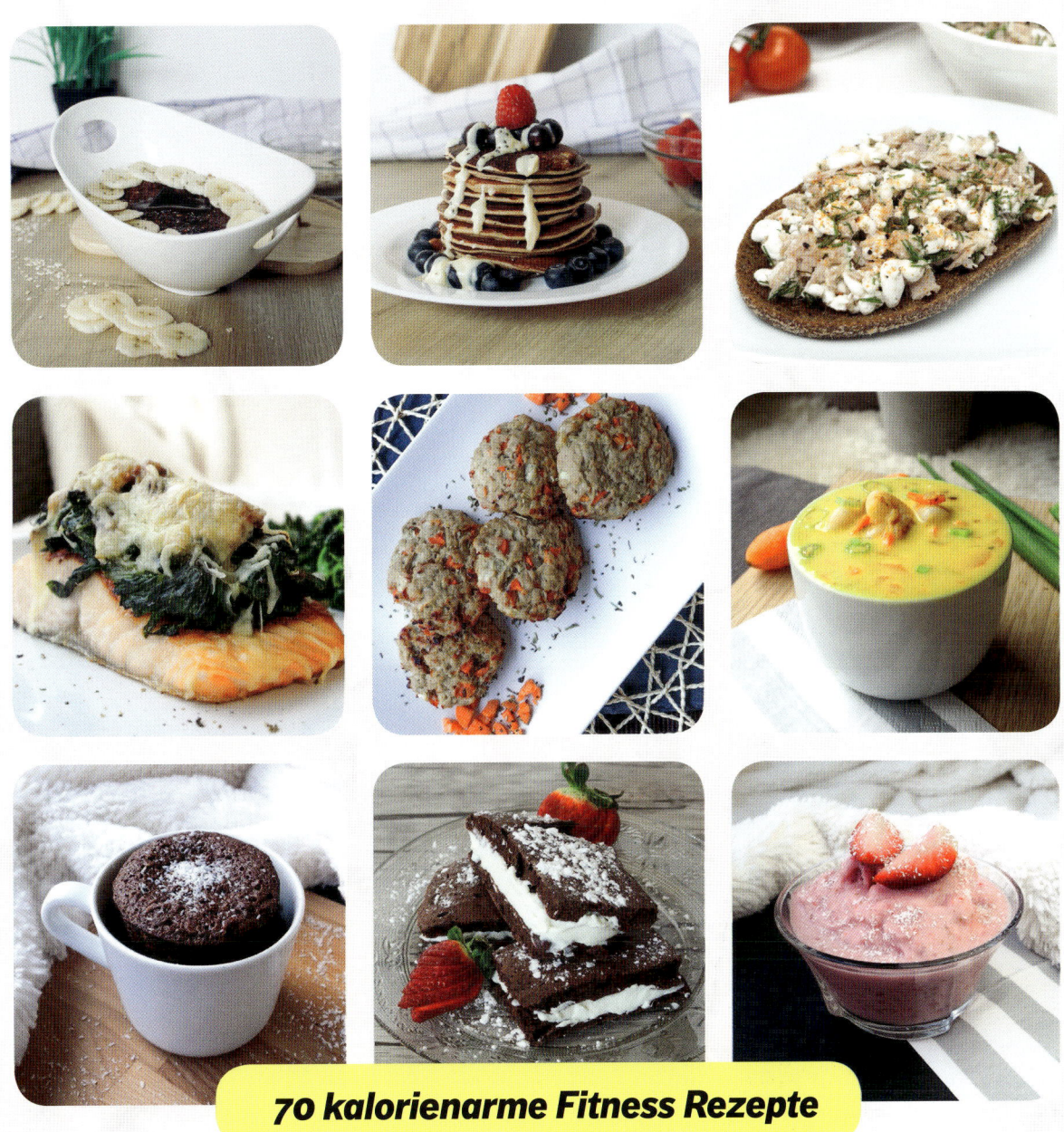

70 kalorienarme Fitness Rezepte

Proteinbombe

322 kcal

32 g Kohlenhydrate

4 g Fett

37 g Eiweiß

Zutaten

30 g	zarte Haferflocken
250 g	Magerquark / Magertopfen
1 TL	ungesüßter Backkakao
1-2	Spritzer Süßstoff
	etwas Wasser
	Früchte nach Wahl, in diesem Fall: Kiwi, Mango und Granatapfel

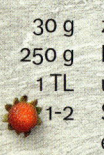

Zubereitung

Die Haferflocken mit dem Backkakao und etwas Süßstoff in einer Schüssel vermengen und so viel Wasser hinzufügen, bis alles bedeckt ist. Das Ganze für etwa 2 Minuten in die Mikrowelle geben, bis eine cremige Masse entsteht. Falls keine Mikrowelle vorhanden ist, können die Haferflocken auch in einem Kochtopf am Herd unter ständigem Rühren zubereitet werden. Sobald sie fertig sind, die Haferflocken wie einen „Boden" in ein Gefäß geben.

Den Magerquark mit ganz wenig Wasser sowie etwas Süßstoff in einer getrennten Schüssel cremig rühren und anschließend auf den Haferflockenboden geben.

Nun noch ein paar Früchte darauflegen und fertig ist der Snack, den man in einem passenden Gefäß auch überall hin mitnehmen kann!

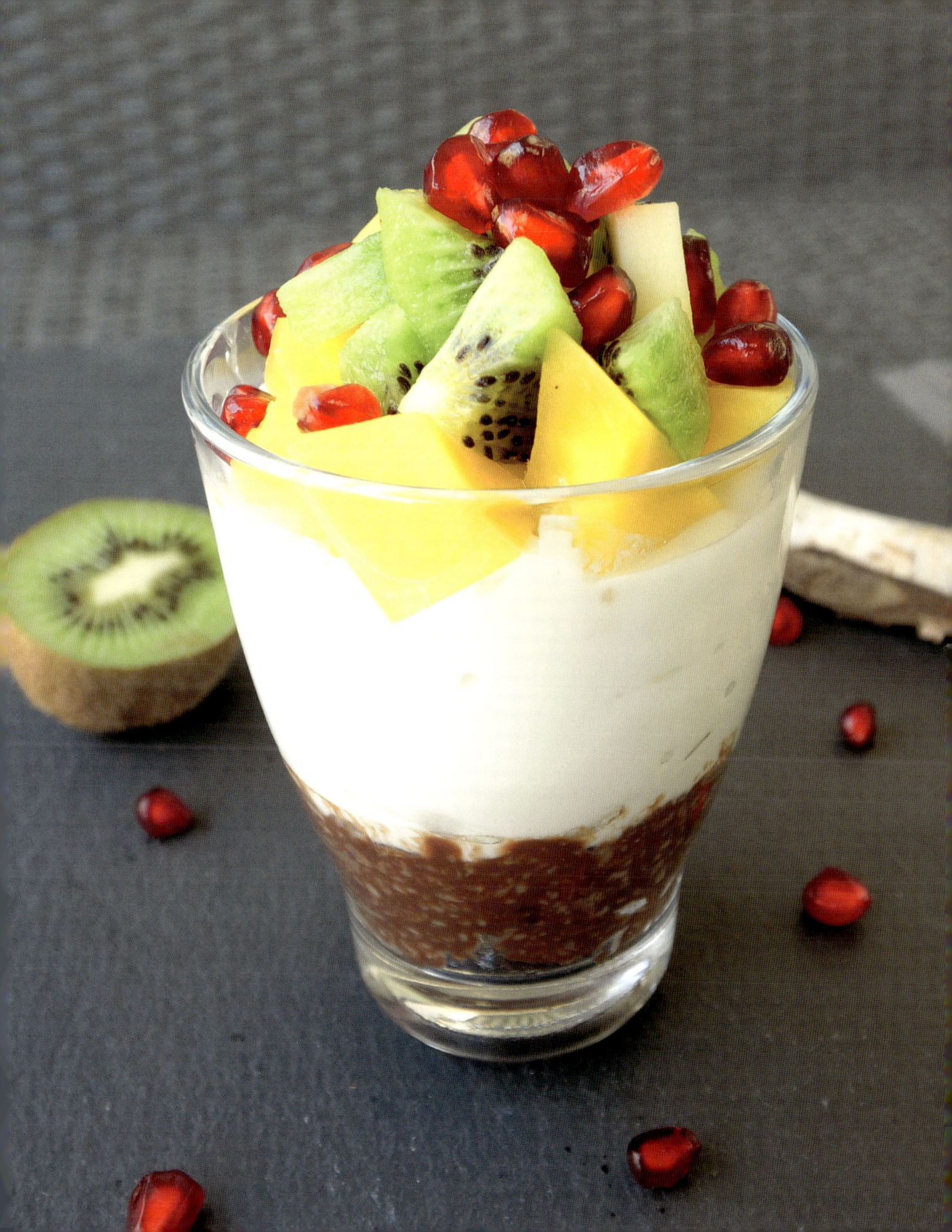

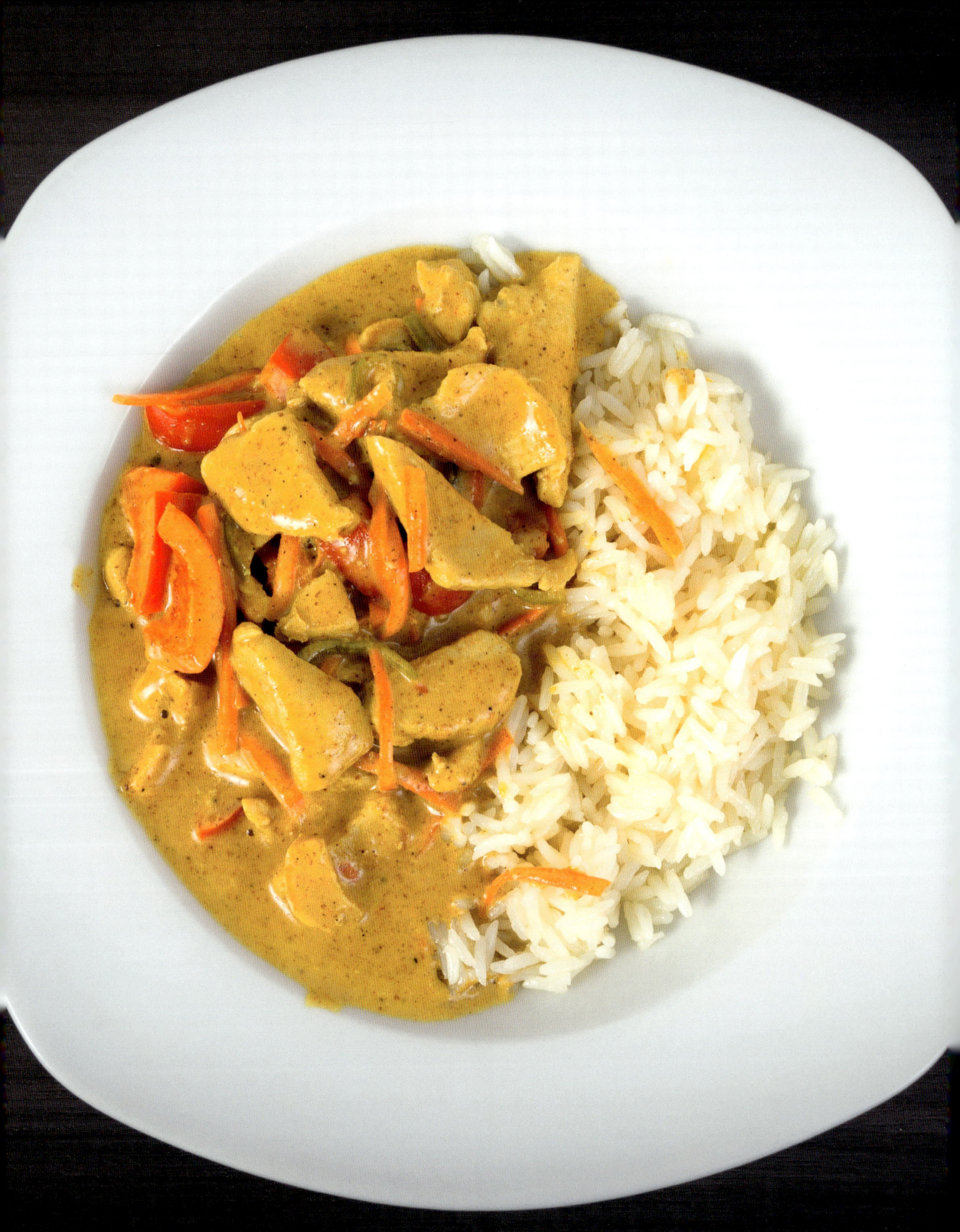

Spicy Hühner Curry

 405 kcal   **14 g** Kohlenhydrate   **16 g** Fett   **48 g** Eiweiß

Zutaten

200 g	Hühnerbrust
1 TL	Olivenöl
½	Zwiebel
125 ml	Kokosmilch light
50 g	Karotte
50 g	Paprika
	Currypaste oder Currypulver
	Salz, Pfeffer

Zubereitung

Zwiebel, Karotte und Paprika in kleine Stücke schneiden. Das Hühnerfleisch würfeln und in Ölivenöl in einer Pfanne anbraten. Danach auf einen Teller geben und beiseitestellen.

Anschließend das Gemüse in der Pfanne andünsten. Nach ein paar Minuten die Currypaste oder das Currypulver je nach gewünschter Schärfe hinzufügen, kurz umrühren und dann sofort mit der Kokosmilch aufgießen.

Das angebratene Hühnerfleisch hinzufügen und mit geschlossenem Deckel schmoren, bis das Hühnerfleisch durchgegart ist. Die Currysauce mit Salz und Pfeffer abschmecken.

Dazu passen Reis, Kartoffeln oder weiteres Gemüse.

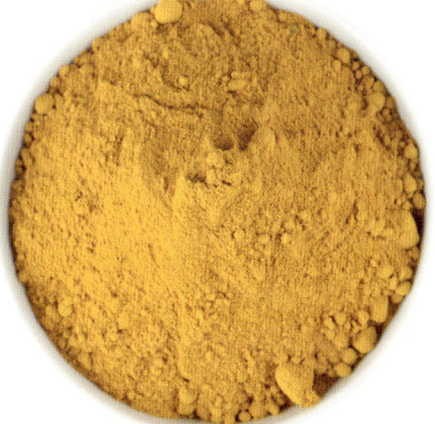

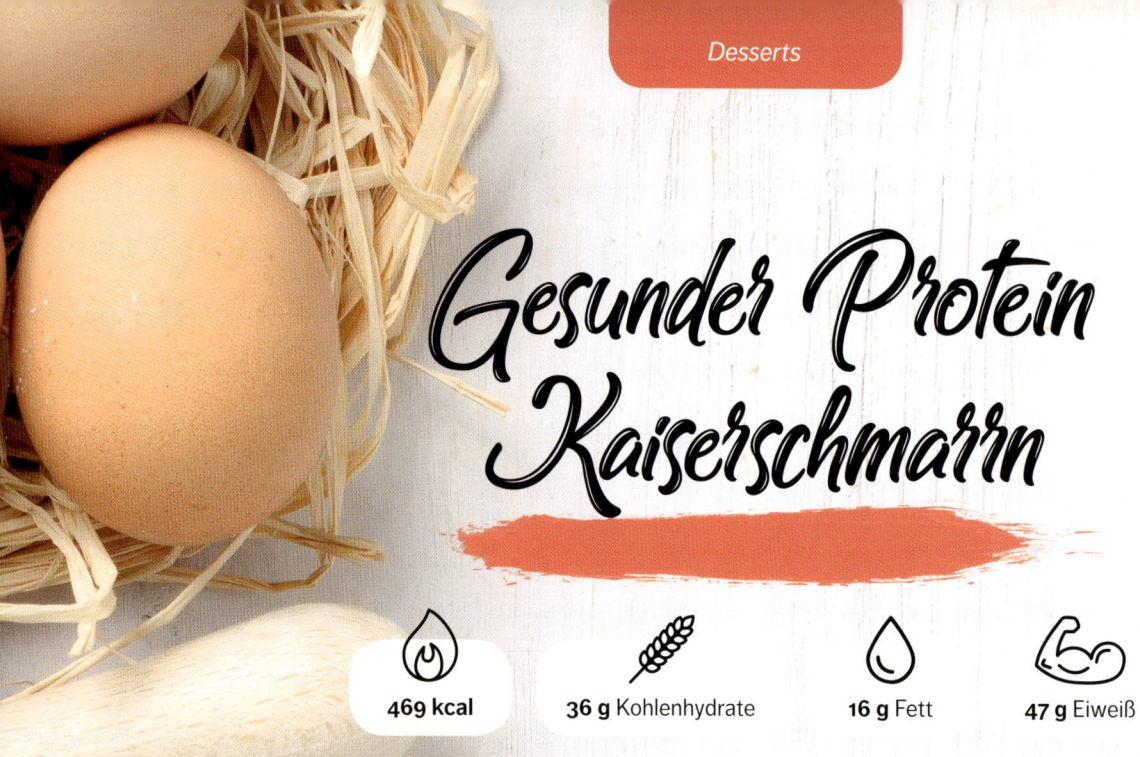

Gesunder Protein Kaiserschmarrn

469 kcal   **36 g** Kohlenhydrate   **16 g** Fett   **47 g** Eiweiß

Zutaten

2	Eier
40 g	Dinkelmehl
15 g	Xucker
100 ml	Magermilch
30 g	Proteinpulver Vanille
1 TL	Butter

Falls gewünscht:
etwas Puderxucker für die Optik

Als Beilage:
Himbeeren oder
ungezuckertes Apfelmus

Zubereitung

Die Eier trennen. Das Eiklar zu Schnee schlagen und beiseitestellen.

Eigelb mit dem Xucker vermischen und anschließend die Milch hinzugeben. Nun alles gut vermengen. Danach das Dinkelmehl und das Proteinpulver hinzufügen. Den Eischnee vorsichtig unterheben - fertig ist unsere Kaiserschmarrn-Masse. Falls erwünscht, können auch noch Rosinen hinzugefügt werden.

Eine beschichtete Pfanne mit der Butter erhitzen und die Masse hineingießen. Auf mittlerer Stufe braten, bis der Teig von unten goldbraun ist. Den Kaiserschmarrn in vier Teile teilen und dann umdrehen. Sobald die andere Seite auch goldbraun ist, alles in kleine Stücke zerteilen.

Anschließend den Kaiserschmarrn auf einen Teller geben und falls erwünscht mit Puderxucker bestreuen. Als Beilage eignen sich hervorragend Beeren oder ungezuckertes Apfelmus.

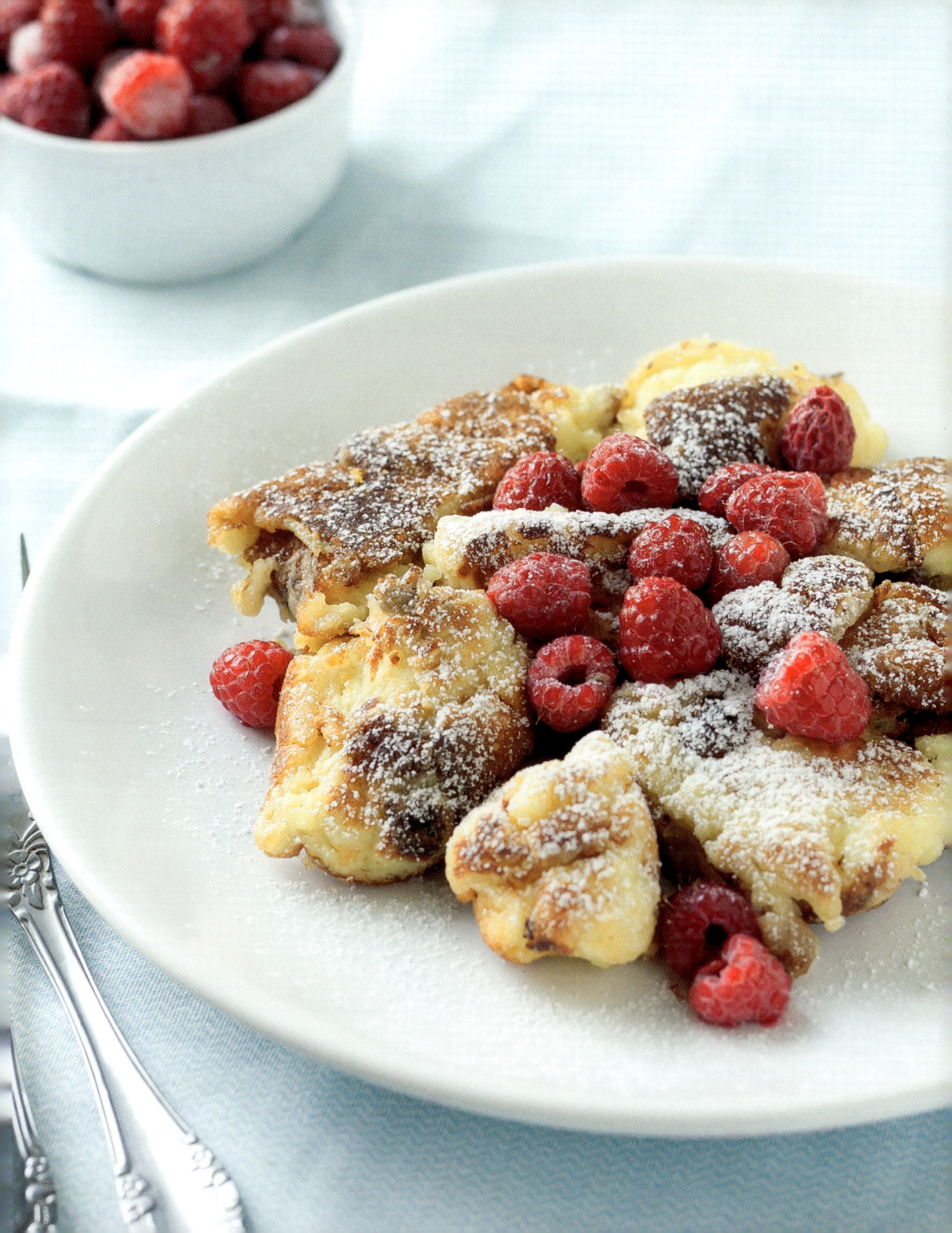

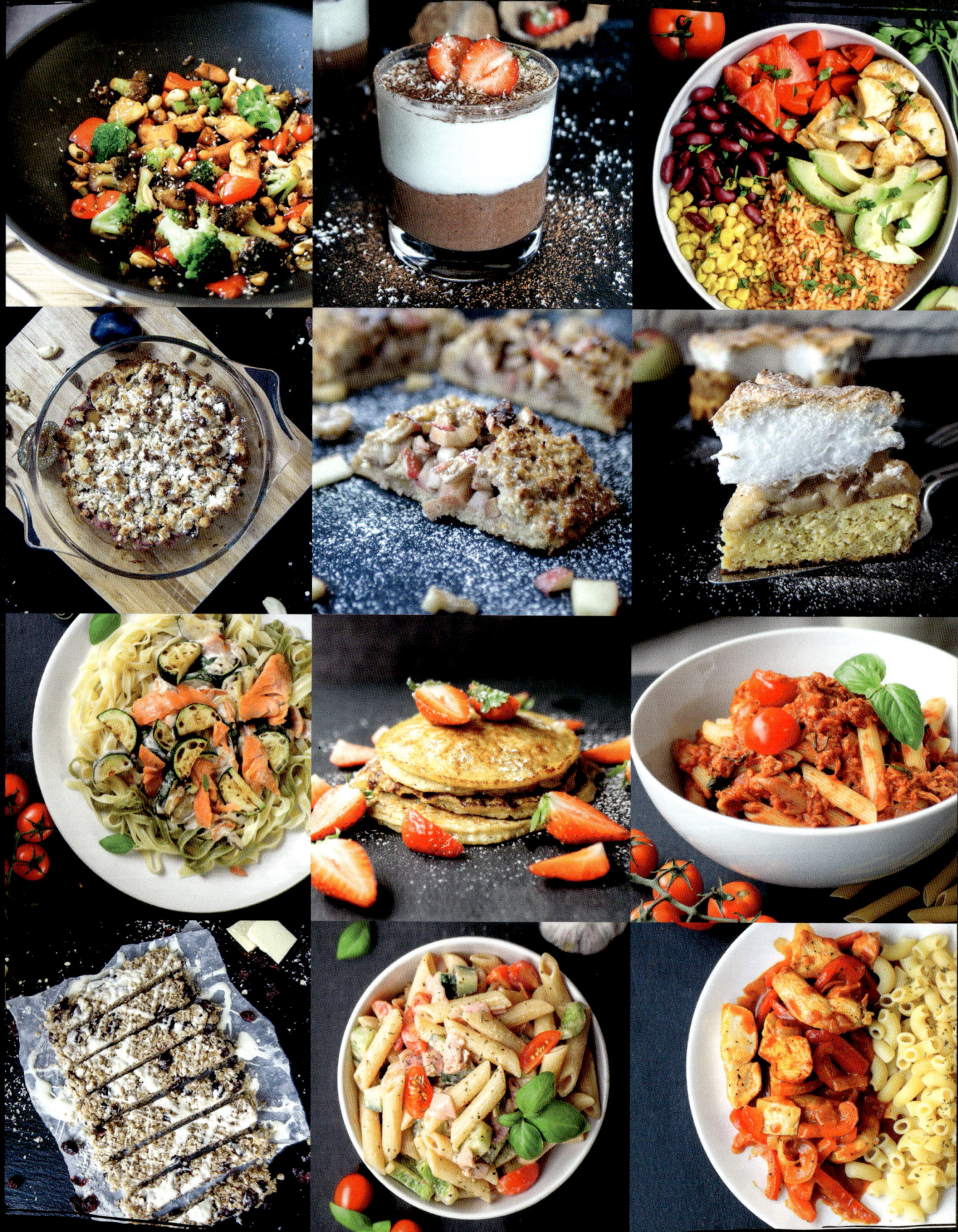

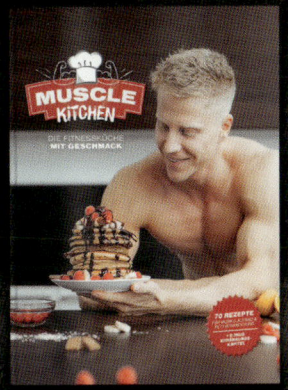

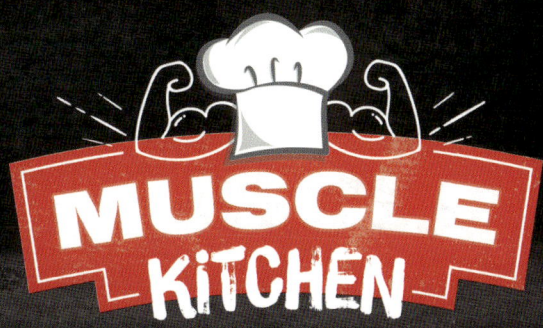

MUSCLE KITCHEN ist das Allround-Fitness-Kochbuch für deine alltägliche Ernährung. Es steht für maximalen Genuss wie nie zuvor, in fitnessgerechter Art. Egal, welches Ziel du verfolgst, sprich ob du Muskeln aufbauen oder Fett verlieren möchtest – ich habe es gemeinsam mit meinem Team geschafft, die besten und leckersten Rezepte für wirklich jeden zu kreieren, der sich gesund und fitnessgerecht ernähren möchte.

Angefangen von kalorienarmen und proteinreichen Rezepten wie Protein Crêpes, einer kalorienarmen Biskuitrolle oder dem Paprikahuhn, bis hin zu optimalen Muskelaufbaurezepten wie den Energyballs, einem Apfelstrudel aus Haferflocken oder dem High Carb Oat Cake, den du perfekt überall hin mitnehmen kannst. All das erhältst du in MUSCLE KITCHEN.

Als Bonus gibt es in diesem Kochbuch exklusive Ernährungsthemen, die dir im Alltag zusätzlich weiterhelfen. Mit Kapiteln wie „Mealprep" oder „Rezepte pimpen" möchten wir dich im Bereich Ernährung so gut wie möglich unterstützen, damit du noch bessere Erfolge erzielen kannst.

✓ Die leckerste Fitness Küche aller Zeiten

✓ Das Allround-Fitness-Kochbuch für deine alltägliche Ernährung

✓ Maximaler Genuss, wie nie zuvor

✓ Muskelaufbau oder Fettabbau – die besten protein- und nährstoffreichen Rezepte für dein Ziel

✓ Zusätzliche Bonus-Ernährungsthemen für deinen Alltag

✓ Optimal kombinierbar mit all unseren Programmen für noch bessere Erfolge

Genauere Informationen zu MUSCLE KITCHEN erfährst du unter:

🌐 www.davidlengauer.com

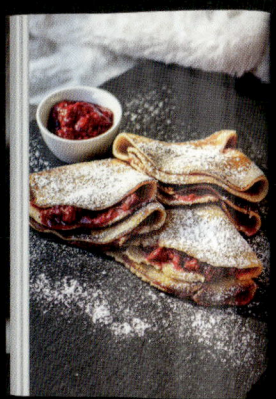

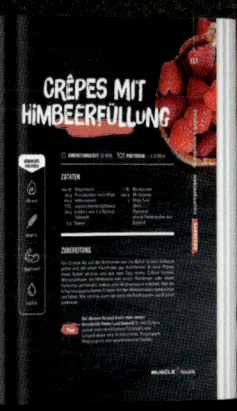

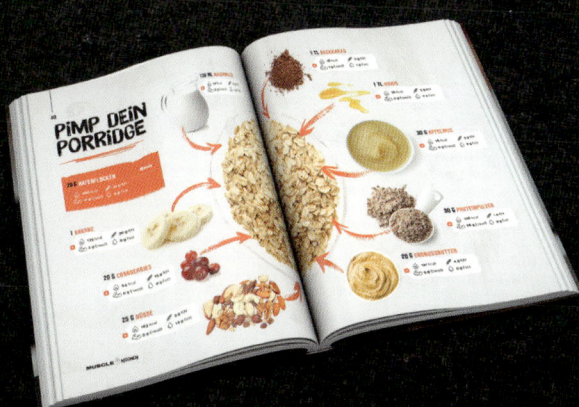

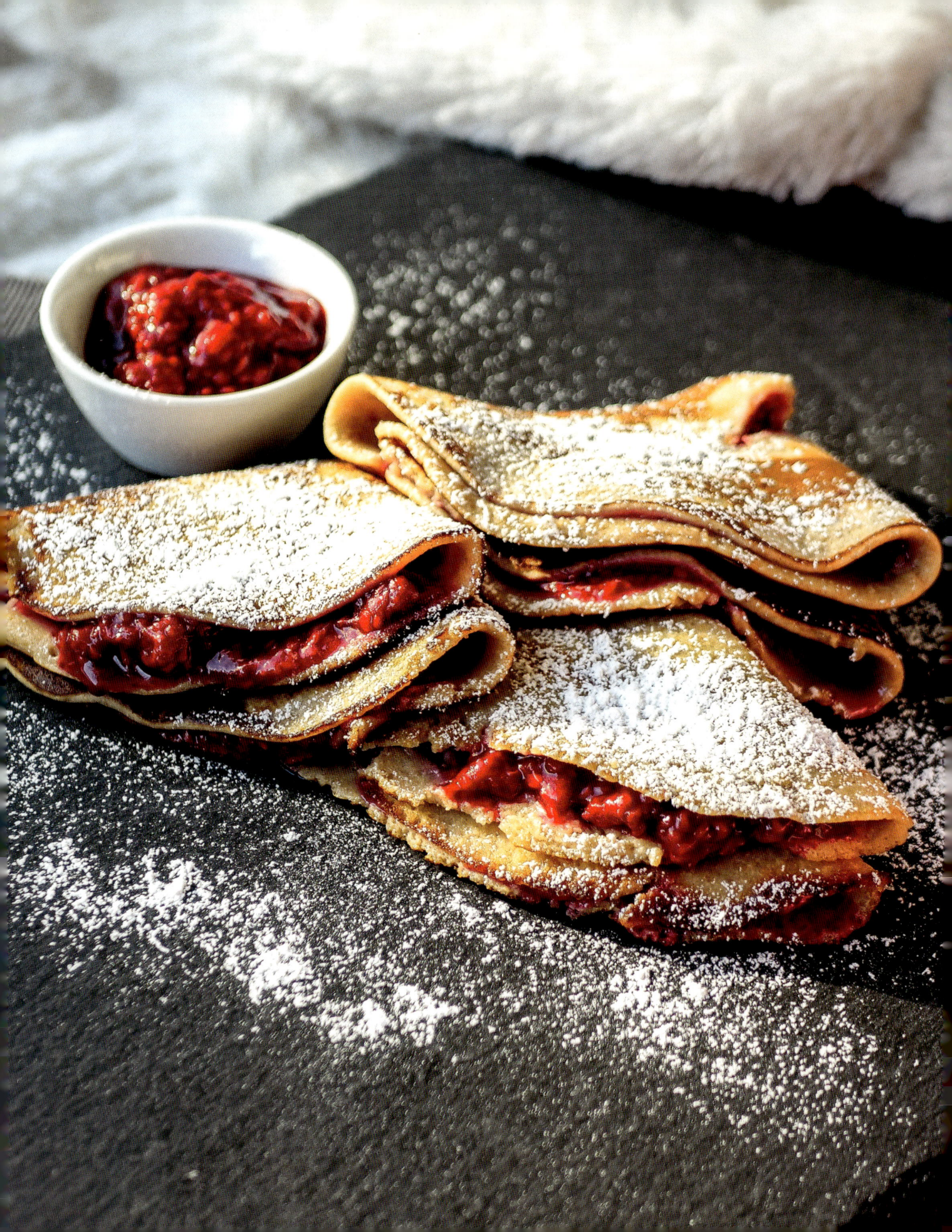

CRÊPES MIT HIMBEERFÜLLUNG

🕐 **ZUBEREITUNGSZEIT:** 30 MIN.   🍽 **PORTIONEN:** ~ 3 STÜCK

NÄHRWERTE PRO STÜCK

161 kcal

....

22 g KH

....

13 g Eiweiß

....

2 g Fett

ZUTATEN

150 ml	Magermilch
30 g	Proteinpulver nach Wahl
60 g	Vollkornmehl
2 EL	ungezuckertes Apfelmus
20 g	Erythrit oder 1-2 Spritzer Süßstoff
5 g	Butter
1 TL	Backpulver
150 g	Himbeeren
1	Prise Salz
	Zimt
	Optional: etwas Puderzucker aus Erythrit

ZUBEREITUNG

Alle Zutaten bis auf die Himbeeren und die Butter in eine Schüssel geben und mit einem Handmixer gut durchmixen. In einer Pfanne etwas Butter erhitzen und aus dem Teig dünne Crêpes backen. Währenddessen die Himbeeren mit einem Handmixer oder einem Pürierstab zerkleinern, sodass eine Himbeersauce entsteht. Nun die fertig herausgebackenen Crêpes mit der Himbeersauce bestreichen und falten. Wer möchte, kann sie noch mit Puderzucker aus Erythrit bestreuen.

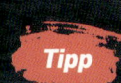

Tipp

Bei diesem Rezept kann man seiner Kreativität freien Lauf lassen! Zu den Crêpes passen viele verschiedene Füllungen, wie beispielsweise eine Schokocreme, Magerquark, Magerjoghurt und verschiedenste Früchte.

FRÜHSTÜCK & SNACKS · HAUPTSPEISEN · DESSERTS

ZUCCHINI-HÜTTENKÄSE OMELETTE

NÄHRWERTE

191 kcal

....

8 g KH

....

28 g Eiweiß

....

5 g Fett

sehr kalorienarm

🕐 **ZUBEREITUNGSZEIT:** 30 MIN. 🍽 **PORTIONEN:** 1

ZUTATEN

1	Zucchini		2	Cherrytomaten
1	Eiklar			Salz, Pfeffer
35 g	Light Käse gerieben			Schnittlauch
100 g	fettarmer Hüttenkäse			

ZUBEREITUNG

Den Backofen auf 200°C Ober-/Unterhitze vorheizen.

Die Zucchini raspeln und am besten mit einer Küchenrolle die Flüssigkeit ausdrücken. Gemeinsam mit dem Eiklar und dem Light-Käse in eine Schüssel geben und gut vermengen.

Auf einem mit Backpapier ausgelegten Backblech die Zucchini-Mischung in dünne, runde Taler formen und für 15-20 Minuten in den Backofen geben, bis sie eine schöne Farbe haben.

In der Zwischenzeit die Füllung vorbereiten. Dafür die Cherrytomaten in dünne Scheiben schneiden und beiseitestellen. Den Hüttenkäse mit Salz, Pfeffer und Schnittlauch würzen und diesen dann auf die fertigen Zucchini-Omelettes legen. Mit den Tomaten belegen, zusammenklappen und genießen!

MUSCLE KITCHEN

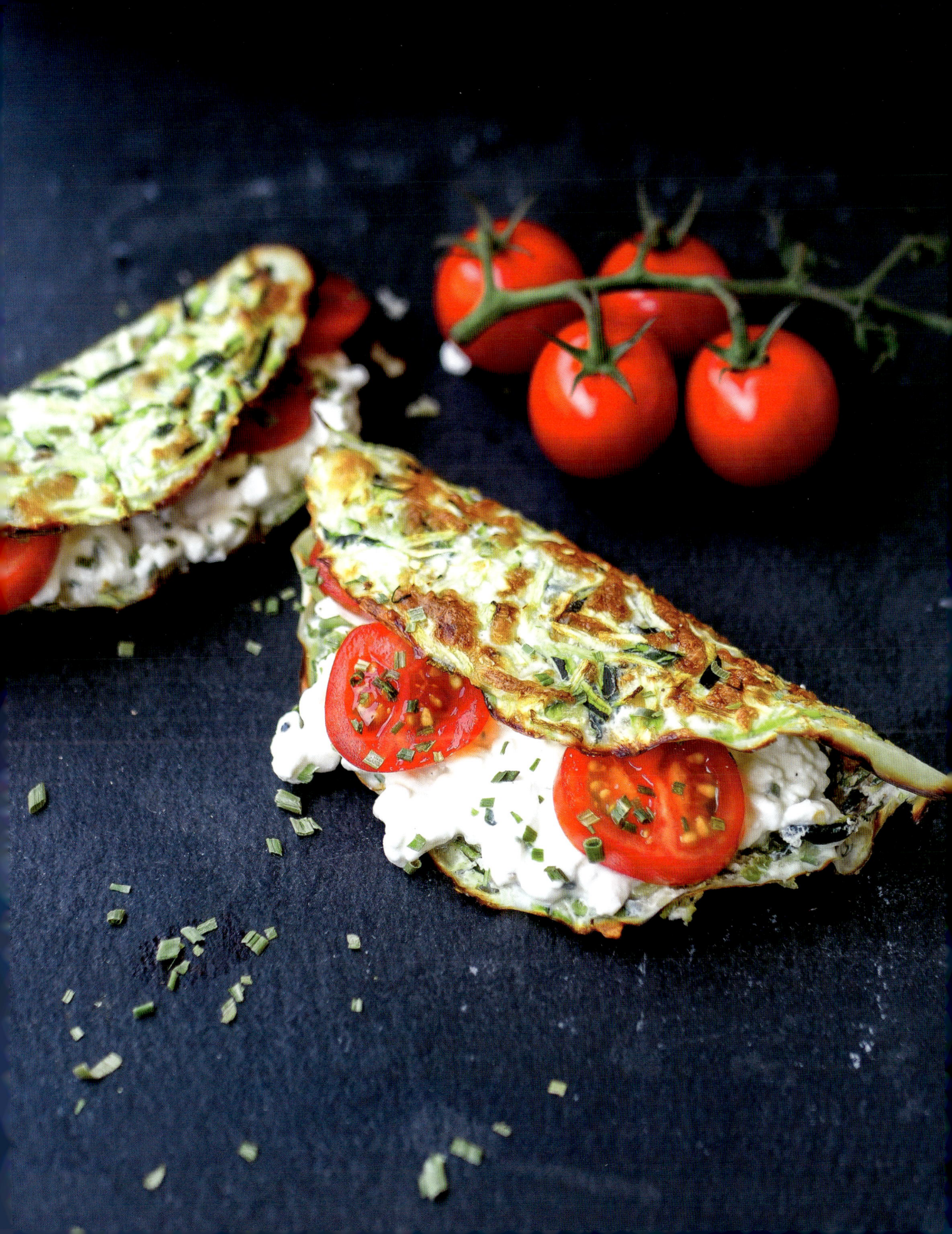

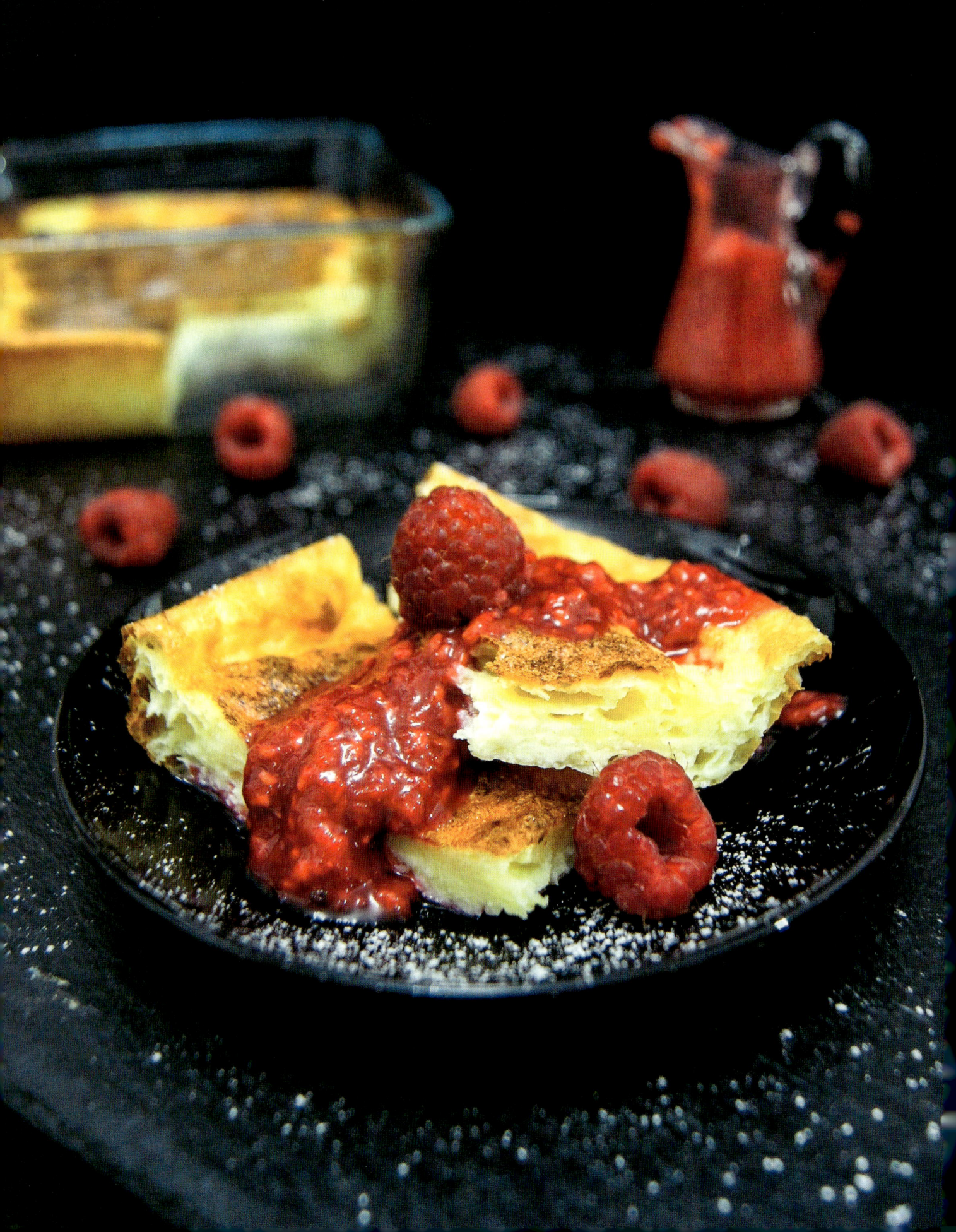

BAKED CURD Á LA HEISSE LIEBE

🕐 **ZUBEREITUNGSZEIT:** 35 MIN. 🍽 **PORTIONEN:** 1

NÄHRWERTE

348 kcal

········

18 g KH

········

62 g Eiweiß

········

1 g Fett

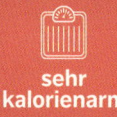

sehr kalorienarm

ZUTATEN

Für den Quarkauflauf:
250 g	Magerquark/Magertopfen
30 g	Proteinpulver Vanille
1	Eiklar
1-2	Spritzer Süßstoff
30 ml	Wasser
1 TL	Backpulver

Für die Himbeersauce:
120 g	Himbeeren
20 g	Erythrit oder 1-2 Spritzer Süßstoff
30 ml	Wasser

ZUBEREITUNG

Das Backrohr auf 170°C Ober-/Unterhitze vorheizen. Alle Zutaten - bis auf das Eiklar - für die Quarkmasse vermengen. Das Eiklar mit einer Prise Salz steif schlagen und locker unter den Teig heben.

Das Ganze in eine geeignete Auflaufform geben und für ca. 25 Minuten backen. Währenddessen die Himbeersauce vorbereiten. Dazu einfach die Himbeeren in einem Topf mit Erythrit und Wasser aufkochen lassen und danach die Himbeermasse mit einer Gabel ein wenig zerstampfen.

Anschließend die Fruchtmasse auf den noch warmen Quarkauflauf gießen und am besten sofort genießen!

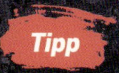 **Tipp** Schmeckt auch ausgezeichnet mit anderen Beeren, wie zum Beispiel Blau- oder Erdbeeren!

FRÜHSTÜCK & SNACKS
HAUPTSPEISEN
DESSERTS

MUSCLE KITCHEN

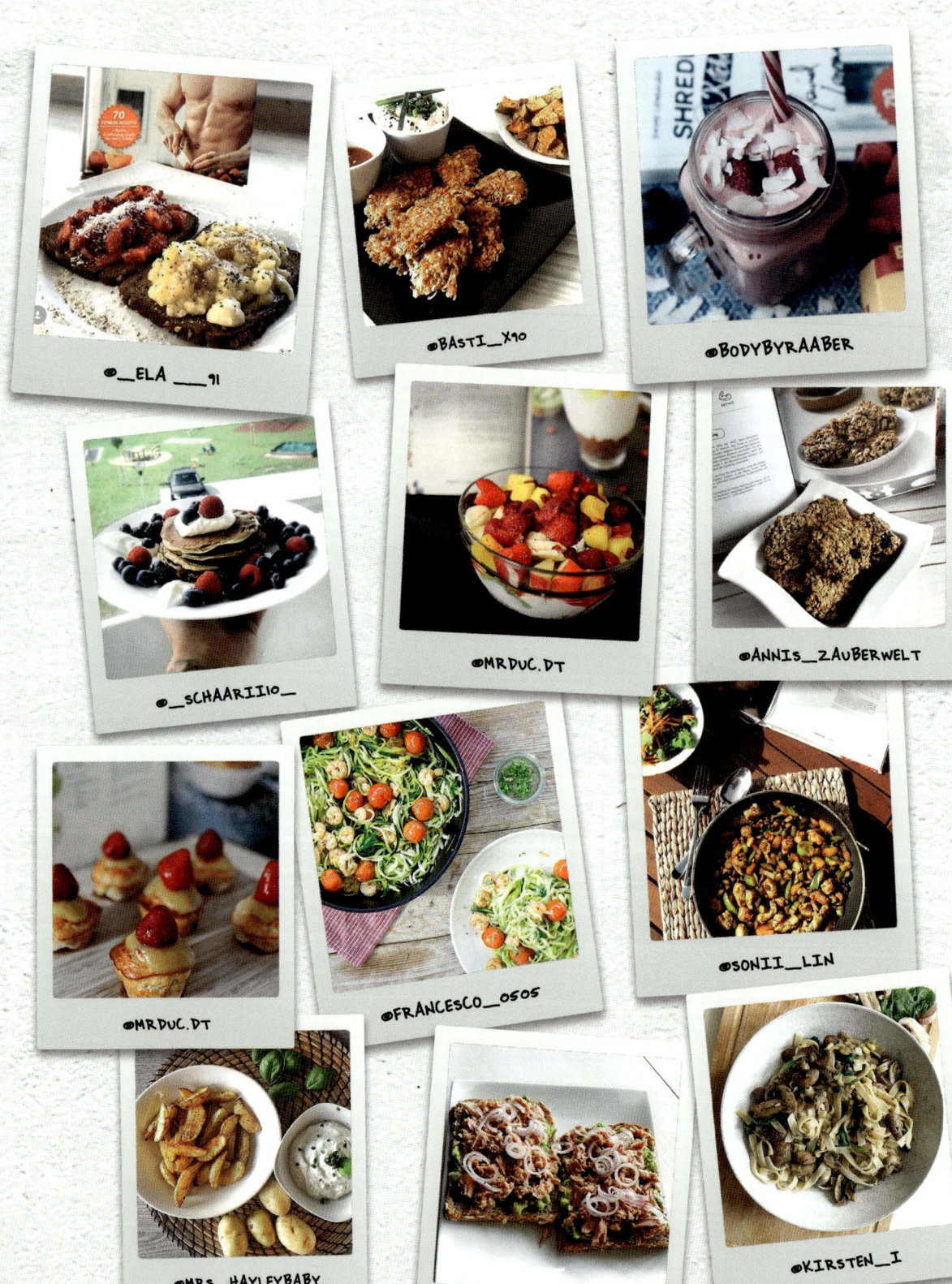

@__ELA___91

@BASTI_X90

@BODYBYRAABER

@__SCHAARIIo_

@MRDUC.DT

@ANNIS__ZAUBERWELT

@MRDUC.DT

@FRANCESCO__0505

@SONII__LIN

@MRS__HAYLEYBABY

@FRANCESCO__0505

@KIRSTEN__I

Mache gute Fotos,
wir posten gerne deine Bilder!

Da du nun ein Teammitglied bist, ist es wichtig, anderen Menschen zu zeigen, wer wir sind und sie zu inspirieren, ebenso ein Teil von uns zu werden und persönlich, aber natürlich auch auf Social Media unsere Message zu verbreiten.

Deshalb ist es wichtig, dass wir alle gute Bilder machen, beispielsweise von leckeren Rezepten oder beim Training. Wir würden uns sehr freuen, wenn du deine Fotos auf Instagram und Facebook, sowie in deinen Stories, teilst.

Ziel ist es, andere Leute zu motivieren und ihnen zu zeigen, dass gesundes Essen trotzdem lecker ist und Fitness enorm viel Spaß macht. Wir wollen alle ein Vorbild für andere sein und dieses Wissen weitergeben. Das ist unsere Aufgabe. Lasst uns alle gemeinsam an einem Strang ziehen und diese Message verbreiten. Wir freuen uns hier über jeden Support von dir!

Bitte markiere mich sowie unseren FIT&SHREDDED ARMY Account auf Instagram im Foto und auch gerne im Text von deinem Post:

Mein Instagram: **@davidlengauer**	**FIT&SHREDDED ARMY:** **@fit.and.shredded**

Verwende dabei die Hashtags #fitandshredded, #shreddedkitchen, #musclekitchen und #oneteam bei deinen Bildern. So können andere Leute viele leckere Rezepte und unsere Fotos unter diesen Hashtags suchen, was wiederum den Sinn hat, Menschen zu inspirieren. Wenn du hier super Aufnahmen machst, beispielsweise auch mit diesem Buch im Hintergrund, werden wir diese auch bei uns veröffentlichen.

Lass uns gemeinsam durchstarten, die tollsten Bilder auf Instagram posten und allen zeigen, wer wir sind und wie lecker gesunde Ernährung sein kann. Denn dafür steht FIT&SHREDDED.

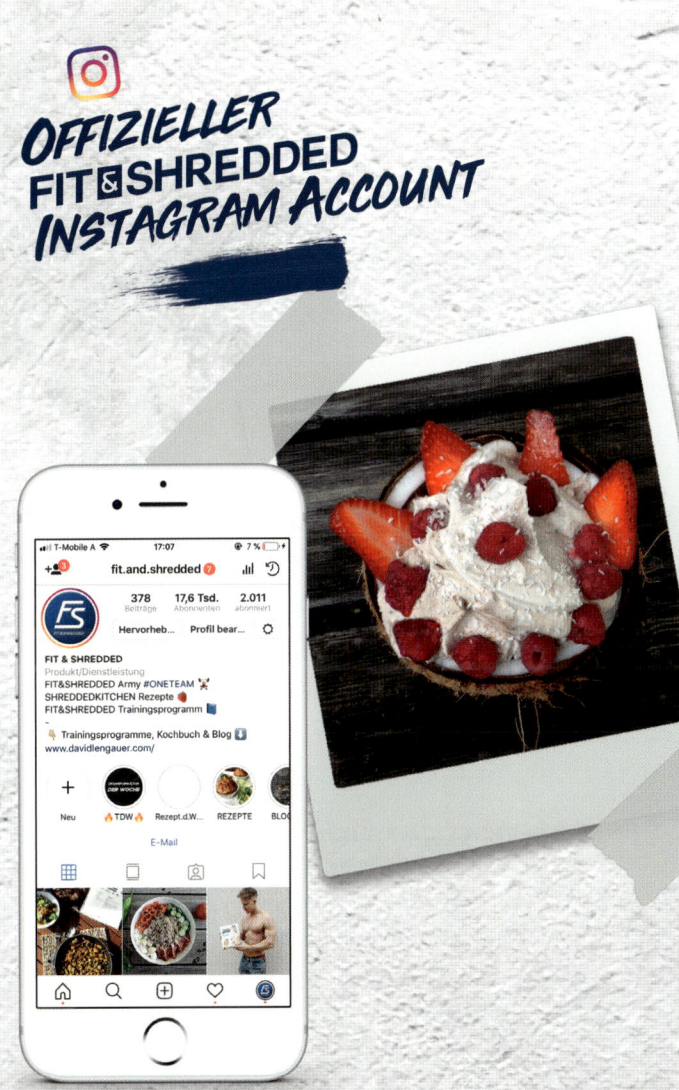

OFFIZIELLER FIT&SHREDDED INSTAGRAM ACCOUNT

Training

_____

3

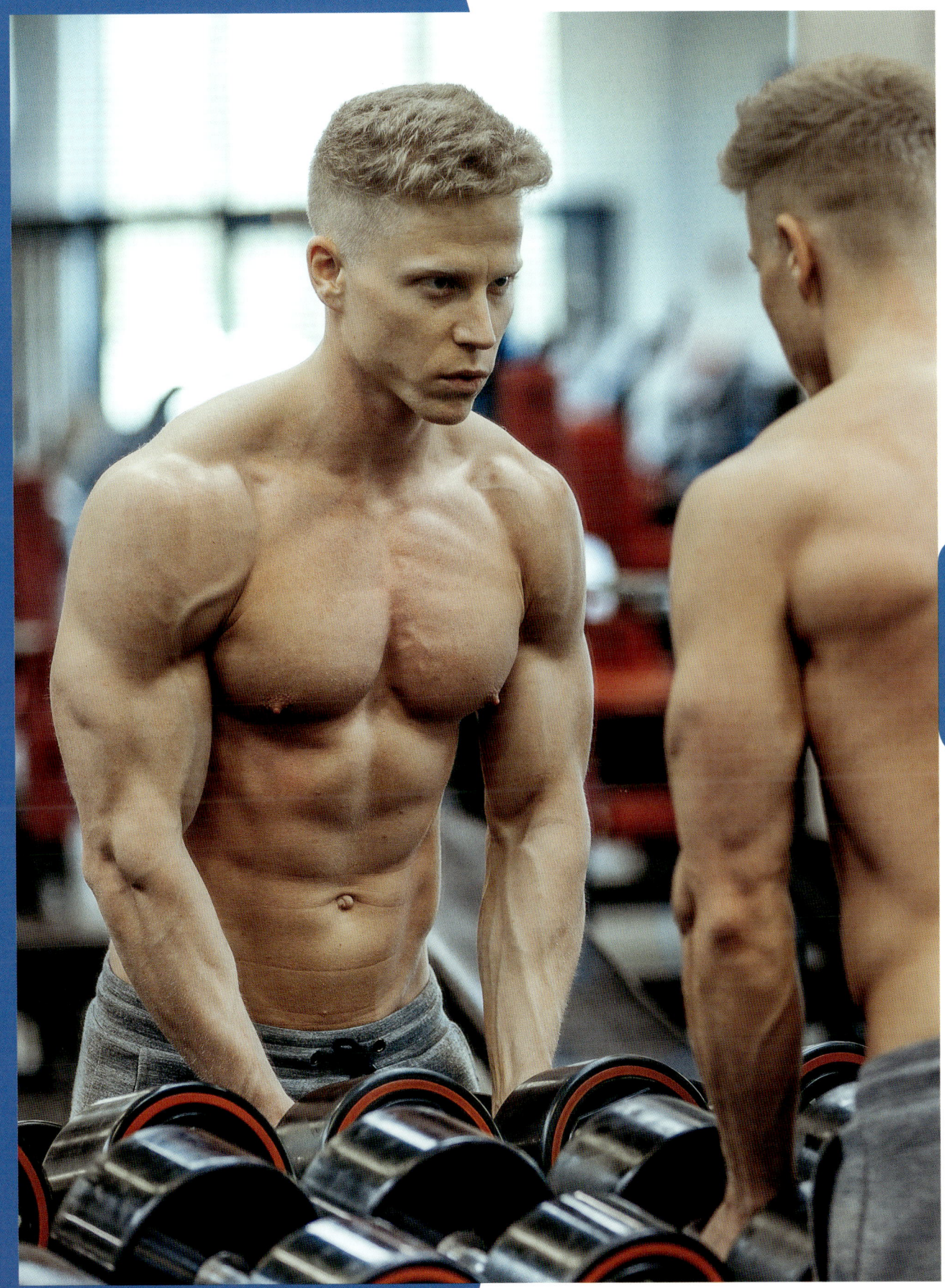

Das Trainingssystem

Müssen Männer und Frauen unterschiedlich trainieren?

Nein! Das ist ein Thema, das meiner Meinung nach viel zu oft falsch behandelt wird. Leider denken viele Frauen, sie müssten ganz anders trainieren als Männer - beispielsweise mit viel mehr Wiederholungen und ganz anderen Übungen. Oft sehe ich Frauen nur leichte Isolationsübungen mit 15-20 Wiederholungen machen, das ist jedoch grober Unfug.

Auch sie sollten wichtige Grundübungen wie Kniebeugen, Ausfallschritte, Bankdrücken und Rudern ausführen. Zu denken, dass diese Grundübungen nicht auch bei Frauen am effektivsten sind, ist absolut falsch. Wieso sollte die Muskulatur bei Frauen durch ausschließlich leichte Isolationsübungen mehr wachsen, als durch optimale Grundübungen, von denen bewiesen ist, dass man damit am besten Muskelreize setzt? Das ergibt überhaupt keinen Sinn.

Die Trainingspläne von FIT&SHREDDED sind für Männer und Frauen gleich, jedoch kann der Fokus bei Frauen gerne vermehrt auf Beine und Po gelegt werden. Dazu kommen wir später.

Bei FIT&SHREDDED setzen wir auf hochfrequente Trainingspläne, das bedeutet Trainingspläne, wo jeder Muskel mindestens 2x pro Woche trainiert wird. Dies ist enorm wichtig.

Gym oder Home

Zunächst unterscheidet sich beim Trainingsplan, ob du FIT&SHREDDED GYM absolvierst, sprich dein Training im Fitnessstudio machst, oder FIT&SHREDDED HOME, sprich dein Training zu Hause mit nur 2 Kurzhanteln absolvierst. Das ist von Person zu Person unterschiedlich und beides hat seine Vor- und Nachteile.

Für welches Programm solltest du dich nun jedoch entscheiden? Gym oder Home?

Natürlich kannst du dir, wenn du das Training zu Hause absolvierst, einiges an Zeit und auch die Kosten für ein Fitnessstudio sparen. Das kann oft für Menschen, die enorm wenig Zeit in ihrem Alltag haben, definitiv ein Grund sein, trotzdem Sport machen zu können - beispielsweise für Personen, die einfach fit werden und zu Hause mehrmals pro Woche ein effektives Training absolvieren wollen. Hier kann man definitiv gute Muskelreize setzen und einiges erreichen. Auch für komplette Anfänger, die mehr aus diesem Sport machen wollen, ist es nicht falsch, ganz zu Beginn erst einmal zu Hause zu trainieren. Ich selbst habe auch mit Liegestützen und Kurzhanteln begonnen, bin jedoch schon sehr bald ins Fitnessstudio gewechselt. Das war der logische Schritt, denn:

Wenn man mit seiner Fitness weiterkommen möchte, muss ganz klar gesagt werden, dass die Trainingsreize zu Hause definitiv geringer sind und es nach einer gewissen Zeit wichtig ist, ins Fitnessstudio zu gehen, um den nächsten Schritt zu machen, außer man hat zu Hause fast schon ein kleines Fitnessstudio eingerichtet.

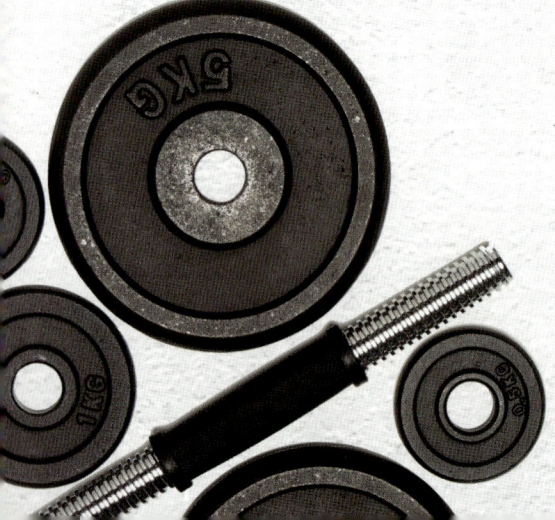

Das Potential im Fitnessstudio ist einfach viel größer. Man kann weitaus mehr Muskelreize setzen, viel mehr Übungen absolvieren und wesentlich mehr Gewicht bewegen, als wenn man zu Hause mit zwei Kurzhanteln trainiert. Um es auf den Punkt zu bringen: Möchte man diesen Sport auf einem gewissen Level ausführen und nicht nur fit werden, ist meiner Meinung nach das Training im Fitnessstudio zumindest nach einer gewissen Anfangszeit absolut notwendig. Dies empfehle ich dir auch ganz klar, falls du mit FIT&SHREDDED HOME startest und nach einer gewissen Zeit den nächsten Schritt machen möchtest.

Außerdem muss ich ganz deutlich sagen: Mir persönlich und auch vielen anderen Teammitgliedern, macht das Training im Fitnessstudio viel mehr Spaß. Und Spaß ist definitiv einer der wichtigsten Punkte. Man kann viel mehr Übungen absolvieren, hat oft eine andere Motivation und lernt neue Leute kennen.

Das Trainingssystem bei FIT&SHREDDED

Es gibt zwei verschiedene Trainingspläne, unterschieden werden sie am Trainingssplit (dies bedeutet die Aufteilung des Trainings):

Oberkörper/Unterkörper
kurz genannt: OK/UK

Pull/Push/Beine
kurz genannt: P/P/B

Die Erklärung für OK/UK

An einem Tag wird der komplette Oberkörper trainiert, am anderen Tag der komplette Unterkörper inklusive Bauch.

Dies hat den Sinn, dass wir eine sehr hohe Trainingsfrequenz haben, sprich, dass wir jeden Muskel zwei bis drei Mal pro Woche trainieren. Das wiederum bringt mehr Erfolge, als den Muskel nur beispielsweise einmal pro Woche zu trainieren.

Die Erklärung für P/P/B

Pull

Pull bedeutet auf Deutsch „ziehen". Alle Muskelgruppen, die das Gewicht somit ziehen, sind Pull-Muskelgruppen. Das bedeutet, an diesem Tag trainieren wir: Rücken, Nacken und Bizeps.

Push

Push bedeutet „drücken". Alle Muskelgruppen, die ein Gewicht somit drücken, sind Push-Muskelgruppen. Das bedeutet, an diesem Tag trainieren wir: Brust, Schulter, Trizeps.

Beine

An diesem Tag trainieren wir Beine und Bauch.

Woher weißt du, für welchen Trainingsplan du dich entscheiden sollst?

Um ehrlich zu sein, ist dies sehr einfach. Wie du schon erfahren hast, ist die Trainingsfrequenz, sprich wie häufig du einen Muskel in der Woche trainierst, sehr wichtig. Dies wird leider oft von vielen Leuten unterschätzt und falsch gemacht.

Die Wahl des Trainingsplans ist abhängig davon, wie oft du in der Woche trainieren kannst. Das hängt oft damit zusammen, wie sehr du in deinem Beruf beansprucht wirst. Optimal wäre es, wenn du pro Woche 5-6 Mal trainierst.

Womit du mehr Erfolg haben wirst, kann man definitiv nicht sagen. Meiner Meinung nach bereitet P/P/B ein bisschen mehr Spaß als OK/UK, das ist jedoch meine persönliche Ansicht. Spaß ist aber ein sehr wichtiger Faktor, der oft unterschätzt wird. Wenn das Training mehr Spaß macht, kann man sich meiner Meinung nach besser steigern, ist motivierter und kann somit sogar bessere Ergebnisse erzielen, als wenn der Spaß nicht so groß ist.

Rein theoretisch gesehen, denke ich jedoch, dass ein OK/UK Split ein wenig besser ist, da die Frequenz, sprich wie oft du einen Muskel trainierst, noch höher ist. Ich persönlich arbeite meist mit P/P/B, weil mir der Spaß enorm wichtig ist und ich somit noch bessere Erfolge im Training erziele.

Wähle deinen Trainingsplan

 Du kannst 5-6 Mal pro Woche trainieren:

Wähle einen Trainingsplan deiner Wahl.

Du kannst wirklich frei entscheiden. Solltest du bei P/P/B mehr Spaß haben als bei OK/UK, empfehle ich dir wirklich, mit P/P/B zu arbeiten. Ich persönliche mache dies auch so.

 Du kannst 4 Mal pro Woche trainieren:

Du arbeitest mit OK/UK.

Andernfalls würde die Frequenz, sprich wie oft du einen Muskel trainierst, zu niedrig sein. In diesem Fall kannst du dich nicht entscheiden, sondern du trainierst mit dem OK/UK Trainingsplan.

4 Mal zu trainieren reicht übrigens auch definitiv aus, um sehr gute Ergebnisse zu erzielen. Wenn du also nicht mehr Zeit hast, ist das schon in Ordnung.

> Wie du die einzelnen Trainingseinheiten auf deine Wochentage aufteilst, erfährst du unter „Trainingsfrequenz".

Wenn du als Frau 5-6 Mal trainieren kannst:

Hier gilt für dich genau dasselbe. Auch Frauen können dies genauso machen und mit P/P/B trainieren, falls sie 5-6 Mal pro Woche ins Fitnessstudio gehen können.

Falls du als Frau jedoch etwas mehr den Fokus auf den Unterkörper setzen möchtest, sprich auf Beine und Po, würde ich dir eher empfehlen, mit OK/UK zu arbeiten. Denn, wenn du beispielsweise 5 Mal pro Woche trainieren gehst, könntest du 3 Mal UK trainieren, sprich Beine und Po, und 2 Mal Oberkörper. Dies finde ich für Frauen optimal.

 Wenn du nebenbei eine andere Sportart ausübst:

Solltest du beispielsweise Fußballer sein oder übst eine andere Sportart mehrmals pro Woche aus, kannst du selbstverständlich nicht 5-6 Mal pro Woche ins Fitnessstudio gehen. Die Regel lautet hier: Trainiere so oft du kannst!

Wenn du als Fußballer beispielsweise 3 Mal pro Woche Fußballtraining hast, würde ich dir empfehlen, 3 Mal Krafttraining zu absolvieren und beispielsweise 2 Mal Oberkörper sowie 1 Mal Unterkörper zu trainieren.

Absolviere dein Krafttraining hier bevorzugt an Tagen, wo du kein Fußballtraining hast, oder versuche einige Zeit Abstand zwischen den Trainings zu lassen, sollten sie am selben Tag sein.

Du musst selbst einschätzen, wie oft du trainieren kannst, damit du deinen anderen Sport auch noch mit voller Kraft ausüben kannst, wenn dir das wichtig ist. Wenn du dazu Fragen hast, poste einfach in unsere Teamgruppe.

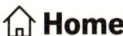 Home

Der Trainingssplit bei FIT&SHREDDED HOME ist ein Ganzkörperplan, kurz genannt: GK.

Bei jedem Training wird der komplette Körper trainiert. Dies hat den Sinn, dass wir eine sehr hohe Trainingsfrequenz haben, sprich, dass wir jeden Muskel 3-6 Mal pro Woche trainieren. Das wiederum bringt viel mehr Erfolge, als den Muskel nur beispielsweise einmal pro Woche zu Hause zu trainieren.

Um diesen Trainingsplan zuhause ausführen zu können, benötigst du kein Equipment, außer 2 Kurzhanteln mit ein paar Gewichtsscheiben, sprich ein Kurzhantelset. Darauf haben wir bei FIT&SHREDDED HOME geachtet, damit dies wirklich jeder durchführen kann.

Ein Kurzhantelset gibt es mittlerweile in jedem Sportgeschäft und auch online zu kaufen. Wenn du hier genauere Fragen hast, poste einfach in die Teamgruppe.

Trainingsfrequenz

Wie oft in der Woche soll das FIT&SHREDDED-Training absolviert werden?

....

Trainingsfrequenz bei OK/UK

....

Wenn du 5-6 Mal pro Woche trainieren kannst und dich für OK/UK entschieden hast, gilt Folgendes:

Es gibt genau 5 Trainingseinheiten pro Woche. Bei Männern wird 3 Mal Oberkörper und 2 Mal Unterkörper trainiert, bei Frauen würde ich empfehlen: 3 Mal Unterkörper und 2 Mal Oberkörper. In der Praxis sieht dies bei Männern z. B. folgendermaßen aus:

Montag: Oberkörper
....

Dienstag: Unterkörper
....

Mittwoch: Oberkörper
....

Donnerstag: Pause
....

Freitag: Unterkörper
....

Samstag: Oberkörper
....

Sonntag: Pause

Und dann wieder von vorne. Natürlich kann das Ganze auch verschoben werden, sprich du startest diese Reihenfolge einfach an einem anderen Tag.

Frauen würde ich - wie bereits erwähnt - empfehlen, alles genau umzudrehen: Sprich 3 Mal Unterkörper und 2 Mal Oberkörper pro Woche zu trainieren.

Falls du pro Woche nur 4 Mal ins Fitness-Studio gehen kannst, trainiere 2 Mal Oberkörper und 2 Mal Unterkörper. Dies sieht beispielsweise folgendermaßen aus:

Montag: Oberkörper
....

Dienstag: Unterkörper
....

Mittwoch: Pause
....

Donnerstag: Oberkörper
....

Freitag: Unterkörper
....

Samstag: Pause
....

Sonntag: Pause

Trainingsfrequenz bei P/P/B

Wenn du dich für diesen Plan entschieden hast und du somit 5-6 Mal pro Woche trainieren kannst, gilt Folgendes:

Hier trainierst du immer 3 Mal in Folge, gefolgt von einem Tag Pause. Dadurch kann man keine genauen Wochentage festlegen, da es sich immer etwas verschiebt. Hätte eine Woche 8 Tage, könnte man es festlegen, dann würde es sich nicht verschieben. In der Praxis sieht dies zum Beispiel so aus:

Montag: Pull	Samstag: Push
Dienstag: Push	Sonntag: Beine
Mittwoch: Beine	Montag: Pause
Donnerstag: Pause	Dienstag: Pull
Freitag: Pull	...

Wichtig ist, dass du diese Reihenfolge beibehältst:
PULL - PUSH - BEINE.

Der Grund dafür ist, dass bei Pull und Beine der untere Rücken immer mitbelastet wird. Wenn man diese zwei Einheiten nun hintereinander machen würde, könnte sich der untere Rücken nicht genug regenerieren. Das bedeutet, zwischen Pull und Beine kann der untere Rücken somit immer eine kleine Pause einlegen, entweder beim Push- oder Pause-Tag.

🏠 Home

Bei FIT&SHREDDED HOME gibt es 3-6 Einheiten in der Woche. In der Praxis sieht dies z. B. so aus:

Montag: Training

Dienstag: Training

Mittwoch: Pause

Donnerstag: Training

Freitag: Training

Samstag: Pause

Sonntag: Training

Ob du nun drei oder sechs Mal trainierst, bleibt dir überlassen. Beim Home-Training wird sich dein Körper nach einer gewissen Zeit sicher schnell an die Belastung gewöhnen, sodass du auch an mehreren Tagen direkt hintereinander trainieren kannst.

Ich persönlich empfehle dir, das Training so oft wie möglich zu absolvieren, hier gibt es keine optimale Anzahl an Einheiten.

Trainiere jedoch mindestens 3 Mal pro Woche, falls du aus beruflichen oder privaten Umständen nicht öfter kannst.

Trainingsplan OK/UK

Oberkörper

	🏋 Übung	💪 Sätze	🔄 Wiederholungen
1	**Bankdrücken**	4	8
2	**Klimmzüge Obergriff** Wenn du nicht stark genug für diese Übung bist, ersetze sie durch Latzug im Obergriff.	4	10
3	**Kurzhantel Schrägbankdrücken**	3	12
4	**Rudermaschine**	3	12
5	**Kurzhantel Schulterdrücken**	3	8
6	**Alternierende Sätze** **Seitheben** 1 Minute Pause **Reverse Butterfly oder vorgebeugtes Seitheben** 1 Minute Pause	3 3	12 12
7	**Alternierende Sätze** **Trizepsdrücken im Liegen** 1 Minute Pause **Kurzhantelcurls auf der Schrägbank** 1 Minute Pause	4 4	10 10

Unterkörper

	⊞ Übung	🦾 Sätze	↻ Wiederholungen
1	Kniebeugen	4	8
2	Gestrecktes Kreuzheben	4	8
3	Ausfallschritte	4	10 pro Bein
4	Leg Curls	3	12
5	Wadenheben sitzend oder stehend	5	10
6	**Beinheben hängend** Wenn du nicht stark genug für diese Übung bist, ersetze sie durch Beinheben am Gerät.	3	12
7	Crunches	3	15-20

Trainingsplan P/P/B

Pull

🏋️ Übung	💪 Sätze	🔄 Wiederholungen
1 **Klimmzüge Obergriff** Wenn du nicht stark genug für diese Übung bist, ersetze sie durch Latzug im Obergriff.	4	10
2 **Rudermaschine**	5	10
3 **Kurzhantel Rudern**	4 pro Seite	12
4 **Alternierende Sätze** **Nackenheben Langhantel** 1 Minute Pause	3	10
Reverse Butterfly oder vorgebeugtes Seitheben 1 Minute Pause	3	12
5 **Kurzhantelcurls auf der Schrägbank**	3	8
6 **Langhantel Curls**	3	12

Push

	Übung	Sätze	Wiederholungen
1	Bankdrücken	4	8
2	Kurzhantel Schrägbankdrücken	3	10
3	Fliegende am Kabelzug	3	12
4	Kurzhantel Schulterdrücken	4	8
5	Seitheben	3	12
6	Trizepsdrücken im Liegen	3	8
7	Trizepsstrecken einarmig	3 pro Arm	10

Beine

	🏋️ Übung	💪 Sätze	🔄 Wiederholungen
1	**Kniebeugen**	4	8
2	**Gestrecktes Kreuzheben**	4	8
3	**Ausfallschritte**	4	10 pro Bein
4	**Leg Curls**	3	12
5	**Wadenheben sitzend oder stehend**	5	10
6	**Beinheben hängend** Wenn du nicht stark genug für diese Übung bist, ersetze sie durch Beinheben am Gerät.	3	12
7	**Crunches**	3	15-20

Trainingsplan Home

🏠 Home

	🏋 Übung	💪 Sätze	🔄 Wiederholungen
1	**Kniebeugen**	3	12
2	**Ausfallschritte**	3	12
3	**Liegestütze**	3	15
4	**Kurzhantel Rudern**	3 pro Seite	12
5	**Kurzhantel Schulterdrücken**	2	12
6	**Seitheben**	2	12
7	**Nackenheben**	2	12
8	**Bizepscurls**	3	12
9	**Trizepsstrecken einarmig**	3 pro Arm	12
10	**Crunches**	3	15-20

Übungserklärung

Allgemeine Regeln

Diese Regeln sind bei jeder Übung zu beachten:

Technik vor Gewicht! Wenn du zu viel Gewicht verwendest und die Übung somit nicht mehr mit korrekter Technik ausführen kannst, wirst du weniger Muskelreize setzen. Sprich: Das ist absolut kontraproduktiv, auch wenn viele denken, sie würden damit mehr Muskeln aufbauen. Nimm somit nur so viel Gewicht, dass deine Technik nicht darunter leidet und du die Übung absolut korrekt und vor allem OHNE SCHWUNG ausführen kannst. Dies ist nicht nur gesünder, sondern auch förderlicher für den Muskelaufbau. Erst danach solltest du dich um das Gewicht kümmern!

Mache die komplette Bewegung, sprich zum Beispiel beim Bankdrücken: Bewege die Stange ganz nach unten bis zur Brust und ganz nach oben, bis die Ellbogen durchgestreckt (nicht überstreckt!) sind. Dies wird auch „full range of motion" genannt, kurz: „full ROM".

Achte auf einen geraden Rücken sowie auf einen festen Stand am Boden. Dadurch hast du eine bessere Körperspannung und bist noch stärker.

Negative Wiederholung, auch exzentrische Phase genannt (z. B. beim Bankdrücken: Stange bewegt sich hinunter) kontrolliert ausführen. Hierbei einatmen.

Positive Wiederholung, auch konzentrische Phase genannt (z. B. beim Bankdrücken: Stange wird hochgedrückt) explosivartig ausführen. Hierbei ausatmen.

Versuche am Ende jeder Wiederholung eine leichte Dehnung im Muskel zu spüren.

Spezifische Regeln

Ich zeige dir nun alle Übungen aus FIT&SHREDDED. Der Grund, weshalb ich dir diese anhand von 3D Illustrationen zeige, ist, dass hier exakt die arbeitende Muskelgruppe gekennzeichnet ist und du auch andere Kleinigkeiten, wie beispielsweise die Fußstellung, besser erkennst.

Zusätzlich empfehle ich dir, auf meinem YouTube Kanal „David Lengauer" meine Videos anzusehen, wo ich dir viele Übungen und Trainingseinheiten genau erkläre.

Was sind alternierende Sätze in deinem Trainingsplan?

Alternierende Sätze sind zwei Sätze unterschiedlicher Übungen, die mit nur etwa 60 Sekunden Pause dazwischen hintereinander ausgeführt werden. Ein Beispiel wären nun alternierende Sätze von Kurzhantel Curls und Trizepsdrücken im Liegen aus dem Oberkörper Plan:

Ich mache einen Satz Kurzhantel Curls, warte 60 Sekunden und starte dann meinen Satz Trizepsdrücken. Somit habe ich EINEN alternierenden Satz absolviert.

Brust

Bankdrücken

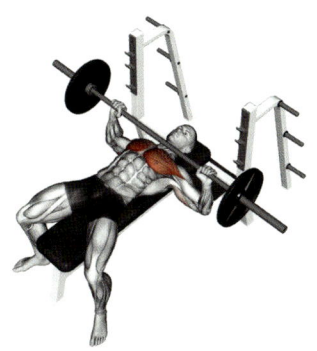 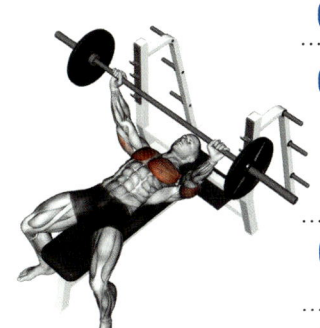

- ✔ Etwas mehr als schulterbreiter Griff
- ✔ Schulterblätter während der kompletten Übung hinten zusammenpressen. Somit arbeitet fast nur die Brust und du verhinderst eine mögliche Schulterverletzung
- ✔ Handgelenke bleiben gerade (Stange fest greifen)
- ✔ Fester Stand am Boden

Kurzhantel Schrägbankdrücken

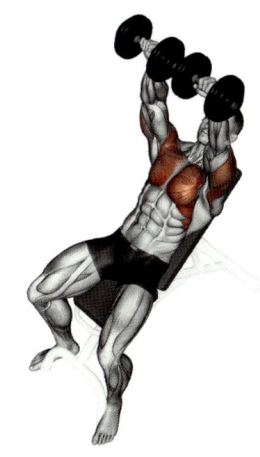 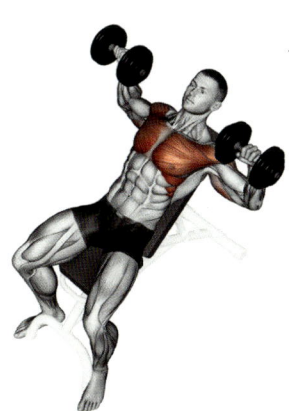

- ✔ Bank auf 15°-30° einstellen
- ✔ Arme nicht komplett durchstrecken
- ✔ Schulterblätter während der kompletten Übung hinten zusammenpressen. Somit arbeitet fast nur die Brust und du verhinderst eine mögliche Schulterverletzung
- ✔ Handgelenke bleiben gerade (Hantel fest greifen)
- ✔ Hanteln bewegen sich gleich schnell
- ✔ Fester Stand am Boden

Fliegende am Kabelzug

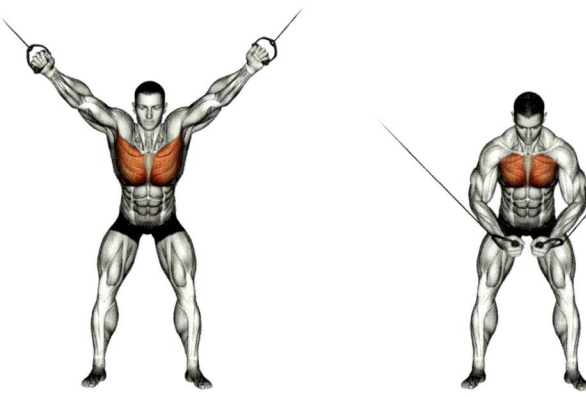

- ✓ Nicht zu viel Gewicht verwenden

- ✓ Brust am Ende der positiven Wiederholung für 1 Sekunde anspannen

- ✓ Dehnung am Ende der negativen Wiederholung

- ✓ Ellbogen sind leicht gebeugt und bleiben während der kompletten Wiederholung gleich

Rücken

Klimmzüge Obergriff

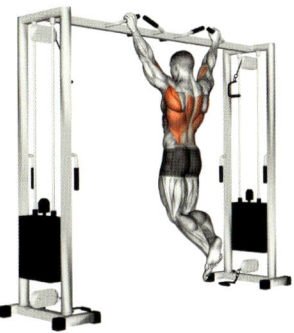 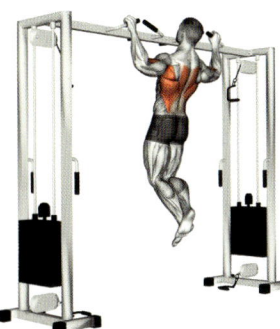

- ✓ Konzentriere dich darauf, mit deinem Ellbogen zu ziehen. Somit arbeitest du mit dem Rücken und nicht mit dem Bizeps
- ✓ Der Ellbogen bleibt beim Körper und wandert nicht nach hinten
- ✓ Arme leicht einrotieren

Latzug Obergriff

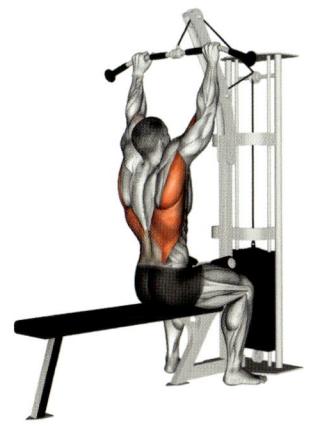 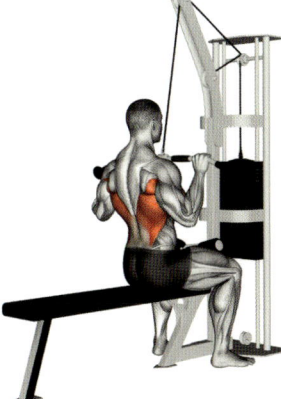

- ✓ Arbeite ohne Schwung
- ✓ Konzentriere dich darauf, mit deinem Ellbogen zu ziehen. Somit arbeitest du mit dem Rücken und nicht mit dem Bizeps
- ✓ Stange wird zur oberen Brust gezogen, nicht in Richtung Bauch
- ✓ Arme leicht einrotieren

Rudermaschine

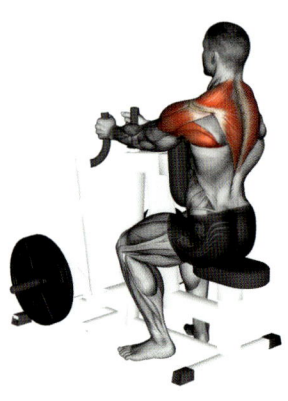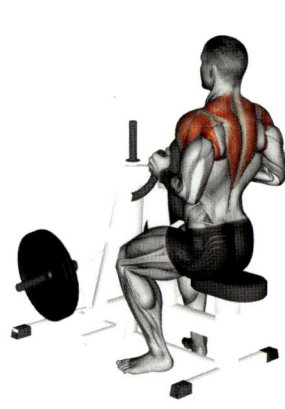

- ✓ Wähle eine Rudermaschine deiner Wahl, auch Kabelrudern ist eine gute Option
- ✓ Aufrechte Sitzposition
- ✓ Arbeite ohne Schwung
- ✓ Konzentriere dich darauf, mit deinem Ellbogen zu ziehen. Somit arbeitest du mit dem Rücken und nicht mit dem Bizeps
- ✓ Ziehe das Gewicht in Richtung deines oberen Bauches

Kurzhantel Rudern

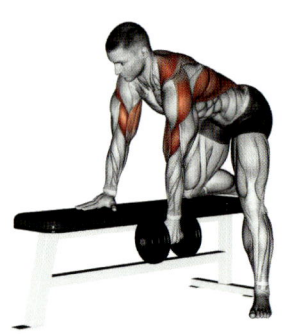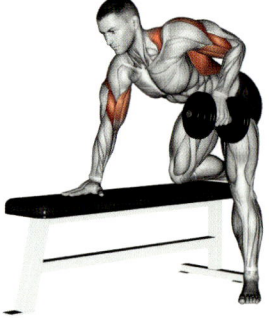

- ✓ Gerader Rücken
- ✓ Fester Stand am Boden
- ✓ Arbeite ohne Schwung
- ✓ Ziehe das Gewicht in einem leichten Bogen in die Höhe deines Bauchnabels. Somit trainierst du perfekt den Latissimus
- ✓ Konzentriere dich darauf, mit deinem Ellbogen zu ziehen. Somit arbeitest du mit dem Rücken und nicht mit dem Bizeps

Nackenheben Langhantel

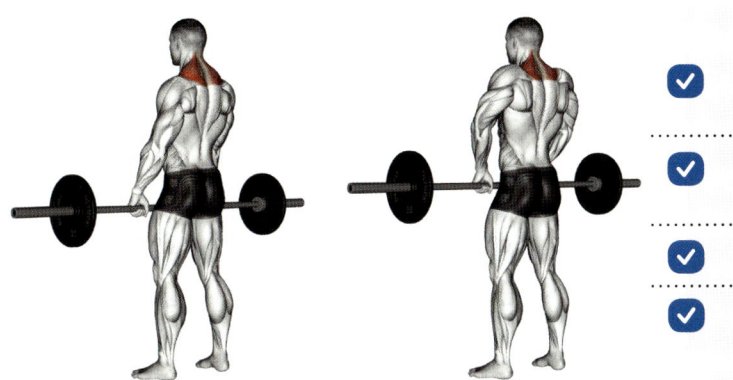

- ✓ Schultern so weit wie möglich Richtung Ohren ziehen
- ✓ Das Gewicht am obersten Punkt 1 Sekunde halten
- ✓ Ellbogen sind fast gestreckt
- ✓ Arbeite ohne Schwung

Beine

Kniebeugen

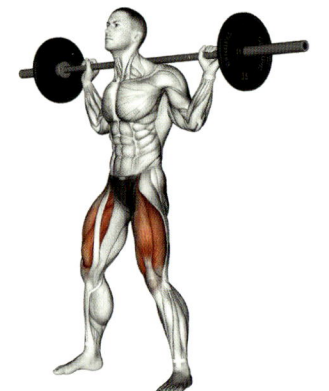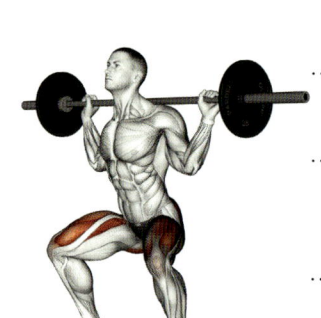

- ✅ Schulterbreiter Stand, Zehenspitzen leicht nach außen gedreht
- ✅ Knie zeigen immer in Richtung der Zehenspitzen
- ✅ Gerader Rücken, speziell unten im Lendenwirbelsäulenbereich
- ✅ Vor der Wiederholung einatmen, Wiederholung durchführen und erst danach ausatmen
- ✅ Gehe so weit hinunter, dass deine Beine mindestens einen 90 Grad Winkel erreichen

Gestrecktes Kreuzheben

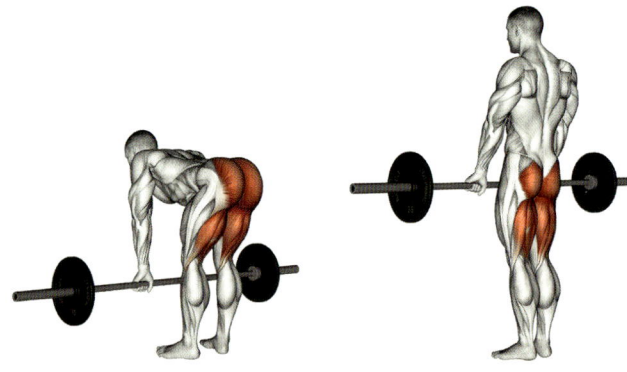

- ✅ Hüftbreiter Stand
- ✅ Knie sind nur leicht angewinkelt und bleiben in dieser Position
- ✅ Gerader Rücken
- ✅ Wiederholung so weit ausführen, bis man eine starke Dehnung im hinteren Oberschenkel spürt

Ausfallschritte

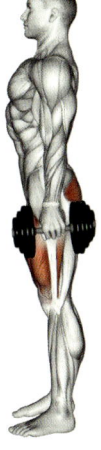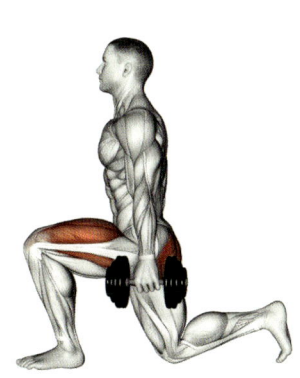

- ✓ Gerader Rücken
- ✓ Hals in Verlängerung zur Wirbelsäule
- ✓ Großer Schritt, Ferse tritt zuerst auf
- ✓ Hinteres Knie berührt fast den Boden
- ✓ Darauf achten, dich über den Mittelfuß hochzudrücken (nicht nur mit der Ferse)

Leg Curls

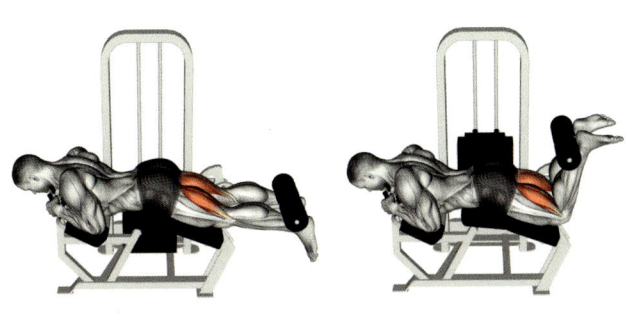

- ✓ Am Ende der positiven Wiederholung den Muskel anspannen und 1 Sekunde halten
- ✓ Negative Wiederholung kontrolliert durchführen

Wadenheben sitzend

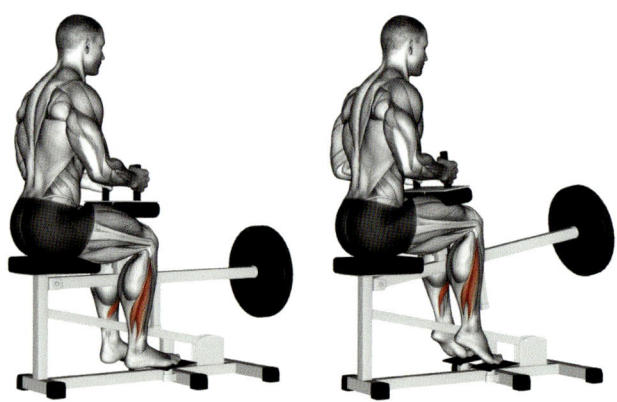

✓ Am Ende der positiven Wiederholung den Muskel anspannen und 1 Sekunde halten

Wadenheben stehend

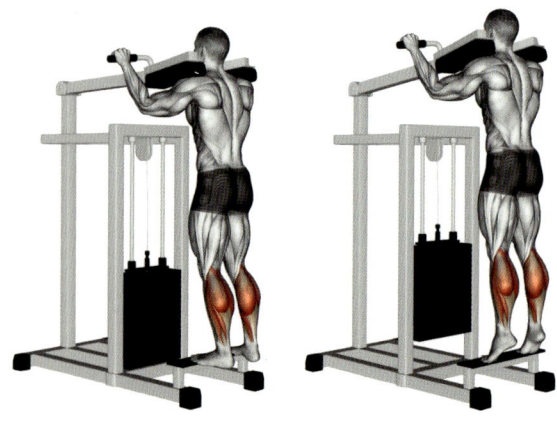

✓ Am Ende der positiven Wiederholung den Muskel anspannen und 1 Sekunde halten

✓ Knie nicht komplett durchstrecken

Schultern

Kurzhantel Schulterdrücken

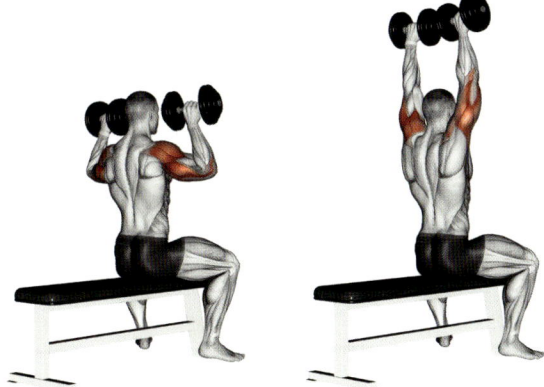

- ✓ Fester Stand am Boden
- ✓ Etwas mehr als schulterbreiter Griff
- ✓ Gerader Rücken
- ✓ Ellbogen leicht nach innen rotiert
- ✓ Übung kann auch stehend ausgeführt werden

Seitheben

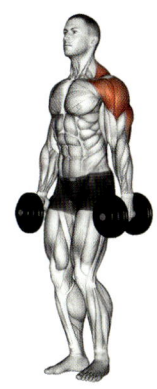 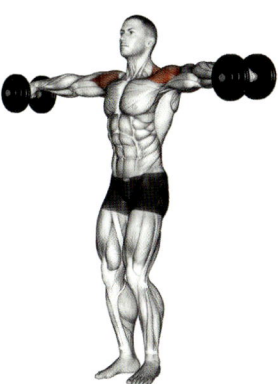

- ✓ Nicht zu viel Gewicht verwenden
- ✓ Versuche die Übung so auszuführen, dass du am obersten Punkt das Handgelenk leicht nach vorne eindrehst
- ✓ Am obersten Punkt sollte der Ellbogen höher sein als dein Handgelenk
- ✓ Senke das Gewicht nicht komplett ab, sonst geht die Spannung in der Schulter verloren

Vorgebeugtes Seitheben

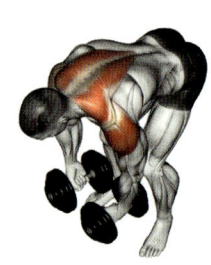
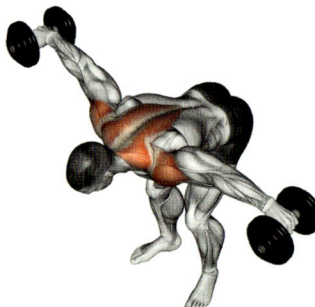

- ✓ Arme und Knie leicht gebeugt
- ✓ Oberkörper ist vorgebeugt, während der Rücken gerade bleibt
- ✓ Senke das Gewicht nicht komplett ab, sonst geht die Spannung in der Schulter verloren

Reverse Butterfly

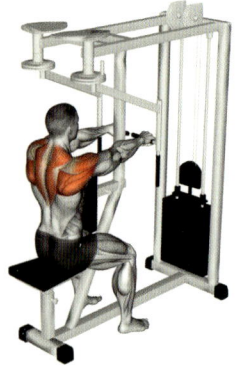
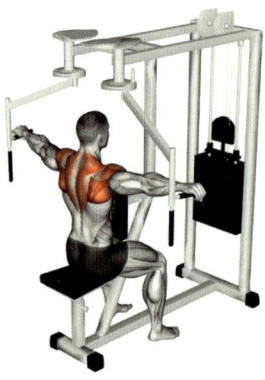

- ✓ Arme leicht gebeugt
- ✓ Griff auf Schulterhöhe
- ✓ Am Ende der positiven Wiederholung 1 Sekunde halten und anspannen
- ✓ Arme sollten in der Endposition in einer Linie zum Körper stehen

Trizeps

Trizepsdrücken im Liegen

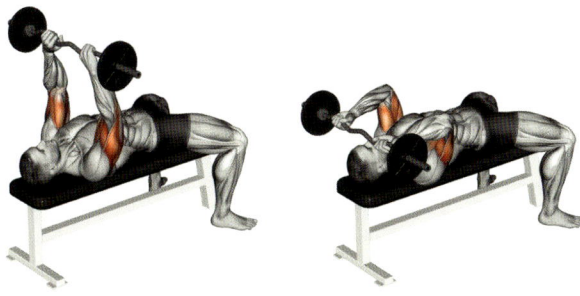

- ✔ Oberarme bewegen sich nicht, somit arbeitet nur der Trizeps
- ✔ Senkung der Stange in Höhe der Augen
- ✔ Kontrolliert arbeiten, bei unkontrolliertem Arbeiten kann es zu Verletzungen kommen

Trizepsstrecken einarmig

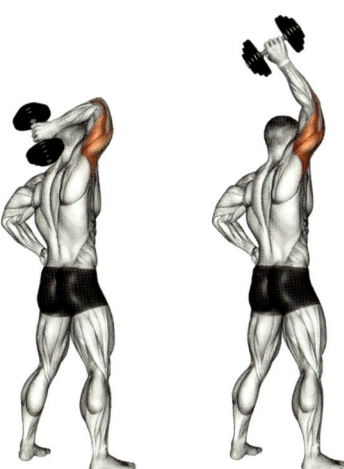

- ✔ Oberarm bewegt sich nicht, somit arbeitet nur der Trizeps
- ✔ Arm nicht komplett durchdrücken, somit bleibt die Spannung im Muskel bestehen
- ✔ Kontrolliert arbeiten, bei unkontrolliertem Arbeiten kann es zu Verletzungen kommen
- ✔ Gerader Rücken

Bizeps

Langhantel Curls

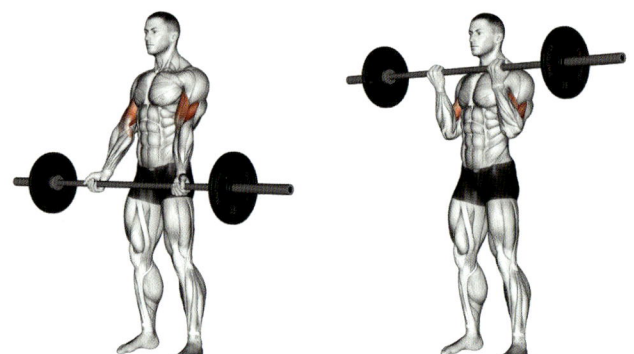

- ✓ Arbeite ohne Schwung
- ✓ Gerader Rücken
- ✓ Oberarme bewegen sich nicht, somit arbeitet nur der Bizeps
- ✓ Langsame, negative Wiederholung
- ✓ Am obersten Punkt kurz anspannen

Kurzhantelcurls auf der Schrägbank

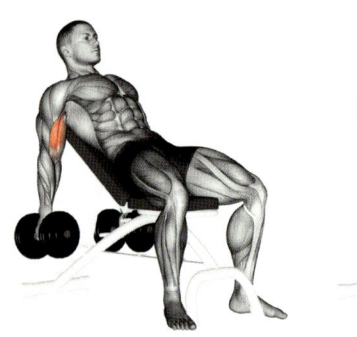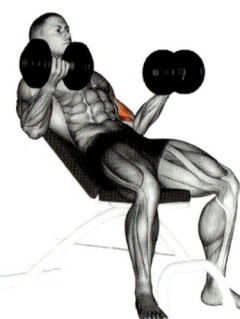

- ✓ Schrägbankwinkel zwischen 45°-60°
- ✓ Schultern hinten halten
- ✓ Oberarme bewegen sich nicht, somit arbeitet nur der Bizeps
- ✓ Während der Aufwärtsbewegung dreht sich das Handgelenk. Am obersten Punkt zeigen die kleinen Finger zueinander
- ✓ Langsame, negative Wiederholung
- ✓ Am obersten Punkt kurz anspannen

Bauch

Crunches

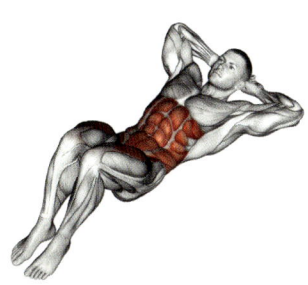 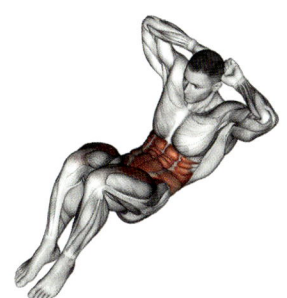

- ✔ Oberkörper rollt sich zusammen, sodass sich die Ellbogen in Richtung Knie bewegen
- ✔ Am Ende der positiven Wiederholung komplett ausatmen und den Bauch anspannen
- ✔ Arbeite ohne Schwung

Beinheben hängend

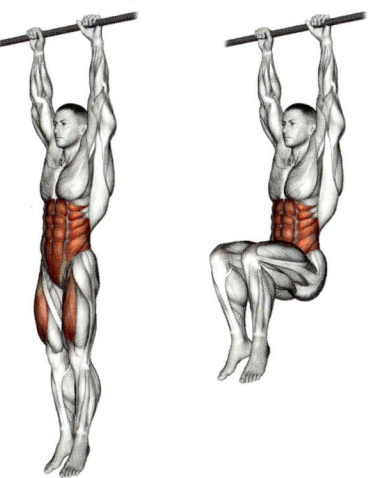

- ✔ Langsame negative Wiederholung
- ✔ Am Ende der positiven Wiederholung komplett ausatmen und den Bauch anspannen
- ✔ Arbeite ohne Schwung

Beinheben am Gerät

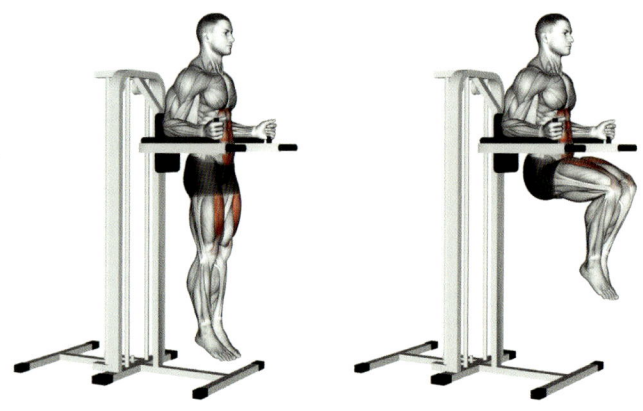

- ☑ Langsame negative Wiederholung
- ☑ Am Ende der positiven Wiederholung komplett ausatmen und den Bauch anspannen
- ☑ Arbeite ohne Schwung

Kniebeugen

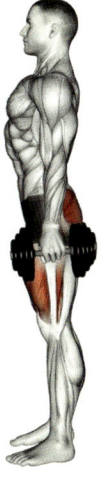
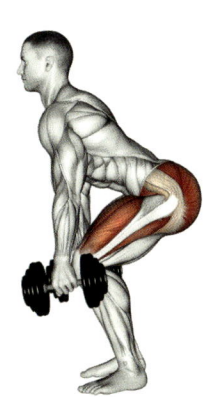

- ✔ Schulterbreiter Stand, Zehenspitzen leicht nach außen gedreht
- ✔ Knie zeigen immer in Richtung der Zehenspitzen
- ✔ Gerader Rücken
- ✔ Vor der Wiederholung einatmen, Wiederholung durchführen und erst danach ausatmen
- ✔ Gehe mindestens so weit hinunter, dass deine Beine einen 90 Grad Winkel erreichen

Ausfallschritte

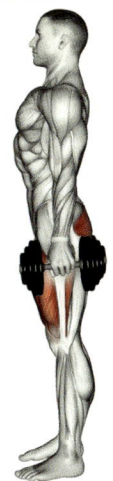
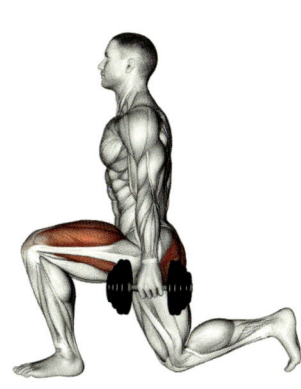

- ✔ Gerader Rücken
- ✔ Hals in Verlängerung zur Wirbelsäule
- ✔ Großer Schritt, Ferse tritt zuerst auf
- ✔ Hinteres Knie berührt fast den Boden
- ✔ Darauf achten, dich über den Mittelfuß hochzudrücken (nicht nur mit der Ferse)

Liegestütze

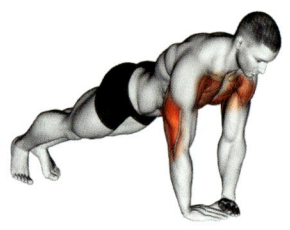 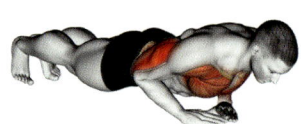

✓ Position der Hände eng bis schulterbreit, hier kannst du selbst etwas variieren

✓ Schulterblätter während der kompletten Übung hinten zusammenpressen. Somit arbeitet nur die Brust und du verhinderst eine mögliche Schulterverletzung

✓ Fester Stand am Boden

Kurzhantel Rudern

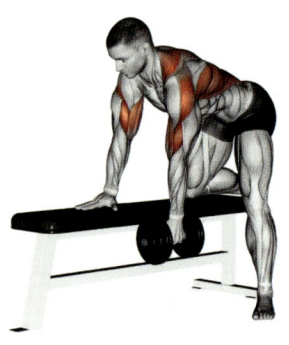 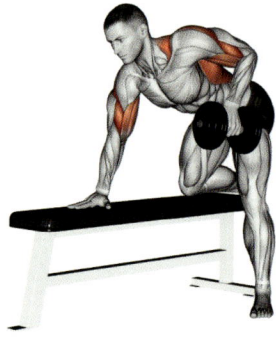

✓ Gerader Rücken

✓ Fester Stand am Boden

✓ Arbeite ohne Schwung

✓ Ziehe das Gewicht in einem leichten Bogen in die Höhe deines Bauchnabels. Somit trainierst du perfekt den Latissimus

✓ Konzentriere dich darauf, mit deinem Ellbogen zu ziehen. Somit arbeitest du mit dem Rücken und nicht mit dem Bizeps

Kurzhantel Schulterdrücken

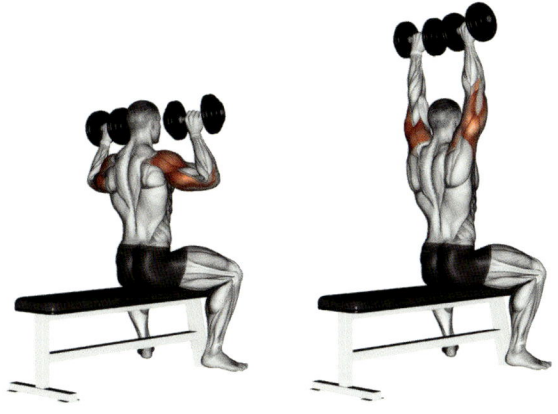

- ✔ Fester Stand am Boden
- ✔ Etwas mehr als schulterbreiter Griff
- ✔ Gerader Rücken
- ✔ Ellbogen leicht nach innen rotiert
- ✔ Übung kann auch stehend ausgeführt werden

Seitheben

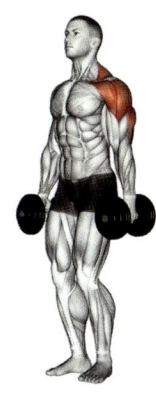
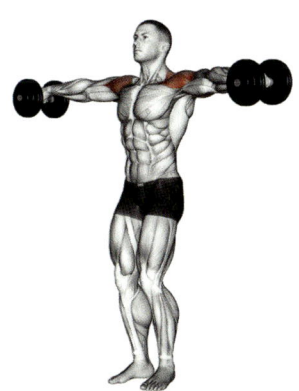

- ✔ Nicht zu viel Gewicht verwenden
- ✔ Versuche die Übung so auszuführen, dass du am obersten Punkt das Handgelenk leicht nach vorne eindrehst
- ✔ Am obersten Punkt sollte der Ellbogen höher sein als dein Handgelenk
- ✔ Senke das Gewicht nicht komplett ab, sonst geht die Spannung in der Schulter verloren

Nackenheben

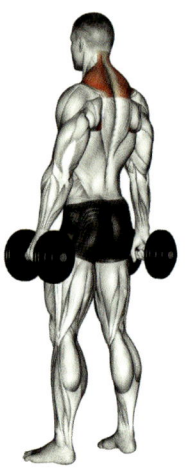
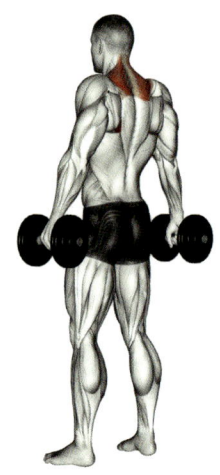

- ✓ Schulter so weit wie möglich Richtung Ohren ziehen
- ✓ Das Gewicht am obersten Punkt 1 Sekunde halten und anspannen
- ✓ Ellbogen sind fast gestreckt
- ✓ Arbeite ohne Schwung

Bizepscurls

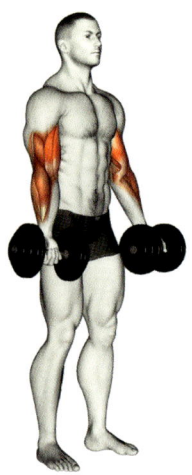
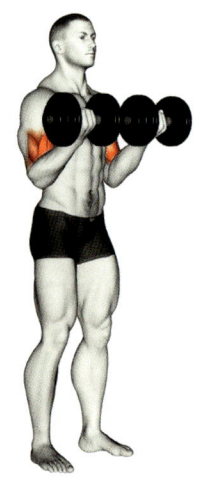

- ✓ Schultern hinten halten
- ✓ Oberarme bewegen sich nicht, somit arbeitet nur der Bizeps
- ✓ Langsame, negative Wiederholung
- ✓ Am obersten Punkt kurz anspannen

Trizepsstrecken einarmig

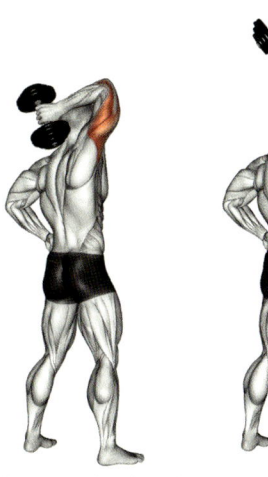

✔ Oberarm bewegt sich nicht, somit arbeitet nur der Trizeps

✔ Arm nicht komplett durchdrücken, somit bleibt die Spannung im Muskel bestehen

✔ Kontrolliert arbeiten, bei unkontrolliertem Arbeiten kann es zu Verletzungen kommen

✔ Gerader Rücken

Crunches

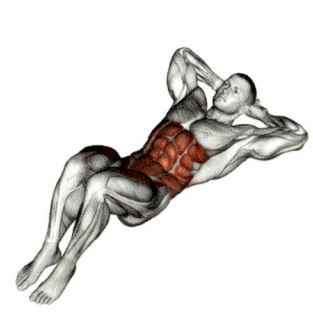 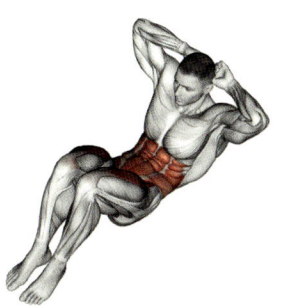

✔ Oberkörper rollt sich zusammen, sodass sich die Ellbogen in Richtung Knie bewegen

✔ Am Ende der positiven Wiederholung komplett ausatmen und den Bauch anspannen

Übungen austauschen

Nun hast du deinen Trainingsplan für alle Phasen A, B und C. Selbstverständlich kannst du auch im Training individuell arbeiten und gewisse Übungen von Phase zu Phase tauschen.

Regeln für das Austauschen von Übungen bei FIT&SHREDDED

GRÜN = nicht tauschen

NICHT GRÜN = kann getauscht werden

1

Die Übungen, die in deinem Trainingsplan markiert sind, dürfen nicht getauscht werden.

Das sind Übungen, die im Trainingsplan bleiben sollen. Der Grund dafür ist, dass wir sonst keine wirkliche Progression erzielen können, sprich wir können nicht messen, ob wir stärker werden, oder nicht. Dazu muss man länger mit Grundübungen arbeiten. Was Progression genau bedeutet und wie du sie erzielen kannst, erfährst du in einem anderen Kapitel genauer.

Viele wechseln einfach nach ein paar Wochen bereits ihre 1. Übung im Brusttraining, zum Beispiel Schrägbankdrücken statt Bankdrücken, nur weil sie im Training nicht weiterkommen und nicht stärker werden. Der Grund liegt aber meist nicht an der Übung, sondern beispielsweise an der Ernährung, am restlichen Training oder an der Regeneration. Dies ist ein sehr grober Fehler, den viel zu viele machen.

2

Bei allen Übungen, die **NICHT GRÜN** markiert sind, können Änderungen vorgenommen werden, wenn du dies möchtest.

Gründe dafür sind beispielsweise mehr Spaß, sowie eine perfekte Anpassung des Trainings an deinen Körper, wenn gewisse Übungen für dich unpassend sind. Denn jeder von uns ist individuell.

Änderungen können beim Wechseln der Phase vorgenommen werden. Sprich, wenn du nach 4 Wochen zu Phase B übergehst, kannst du die Übung ändern. Dasselbe kannst du machen, wenn du zu Phase C übergehst.

Grundsätzlich gilt:

Wenn dir Übungen, die du austauschen darfst, aber gefallen, du sie gut spürst und du dich dabei auch steigern kannst, sprich stärker wirst, empfehle ich dir, sie beizubehalten und NICHT zu tauschen.

Ich selbst arbeite oft über einen sehr langen Zeitraum mit Übungen, wie beispielsweise Seitheben, obwohl ich sie im PUSH-Training tauschen darf. Doch wieso sollte ich eine Übung tauschen, wenn ich sie perfekt spüre oder mich bei der Übung sogar steigern kann, sprich stärker werde?

Hin und wieder variiere ich aber auch gerne und probiere nach einer Phase eine neue Übung aus, wenn ich sie tauschen darf. Denn wer weiß: Vielleicht findet man so seine absolute Lieblingsübung.

⌂ **Home**

Bei FIT&SHREDDED HOME werden die Übungen nicht getauscht. Hier bleibt der Trainingsplan für alle 12 Wochen gleich.

Fazit

Es gibt keine perfekten Übungen oder die beste Übung, es gibt nur sinnvolle und weniger sinnvolle. Dies musst du dir unbedingt merken! Zusätzlich hängt dies noch davon ab, wie gut eine Übung beherrscht wird. Mit Grundübungen deckt man schon die meisten Muskelgruppen ab, somit trainiert man so effektiv wie möglich. Achte hierbei vor allem auf die Technik.

Solltest du dir bei einer GRÜN markierten Übung, die du nicht tauschen darfst, absolut unsicher sein, wie beispielsweise beim gestreckten Kreuzheben, und wirklich Probleme damit haben: Lasse diese weg und ersetze sie durch eine andere Übung. Poste dies einfach in die Teamgruppe und hol dir Feedback vom gesamten Team, mit welcher Übung du sie tauschen kannst.

Wenn du bestimmte Übungen ausprobieren willst, oder der Meinung bist, eine gewisse Übung sollte in deinem Trainingsplan sein und du möchtest sie statt einer jetzigen Übung austauschen, poste dies auch einfach in die Teamgruppe und hol dir Feedback des Teams.

Dieser Trainingsplan ist für mich persönlich der OPTIMALE. Ich selbst trainiere exakt nach diesem System. Ich habe sehr viel in den letzten Jahren ausprobiert und vieles versucht - dieser Trainingsplan ist für mich definitiv perfekt, weshalb ich ihn dir empfehle. Arbeite an der Technik, arbeite an den Übungen und versuche dich immer mehr zu verbessern und die Übung immer besser zu spüren.

Sollte dir eine Übung überhaupt nicht gefallen oder Schmerzen verursachen, poste dies in die Teamgruppe und lasse deine Technik kontrollieren. Falls dies nicht weiterhilft, weil sie dir immer noch nicht sympathisch ist, kannst du die Übung tauschen. Bitte tausche keine Übung aus, nur weil sie zu anstrengend ist.

Wie viele Sätze und Wiederholungen sollst du bei den neuen Übungen machen?

Wenn du eine Übung ausgetauscht hast, mach' bei der neuen Übung gleich viele Sätze und Wiederholungen wie bei der vorherigen.

Ein Beispiel

OK Plan, 2. Brustübung:
Kurzhantel Schrägbankdrücken:
3 Sätze zu je 12 Wiederholungen.

Diese Übung tauscht du nun zum Beispiel nach 4 Wochen mit Langhantel Schrägbankdrücken aus.

Nun machst du damit auch 3 Sätze zu je 12 Wiederholungen.

Welche Übungen kannst du nun austauschen?

Nun findest du mehrere Übungen, die definitiv ihre Berechtigung haben, in deinem Trainingsplan zu stehen und die du nach jeder Phase miteinander tauschen kannst, wenn du dies möchtest.

Oberkörper

Austauschen mit:

 Kurzhantel Schrägbankdrücken ....

Langhantel Schrägbankdrücken

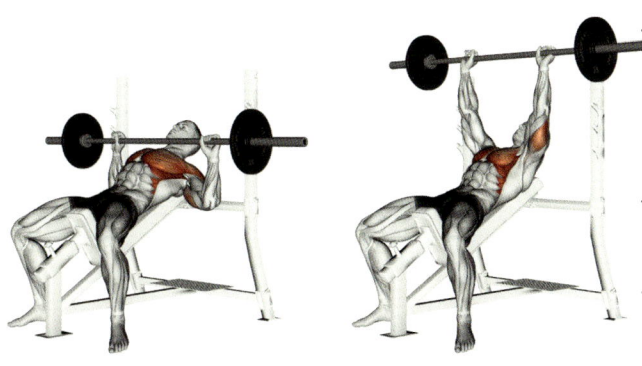

- ✔ Etwas mehr als schulterbreiter Griff
- ✔ Schulterblätter während der kompletten Übung hinten zusammenpressen. Somit arbeitet nur die Brust und du verhinderst eine mögliche Schulterverletzung
- ✔ Handgelenke bleiben gerade (Stange fest greifen)
- ✔ Fester Stand am Boden

Schrägbankdrücken an der Maschine

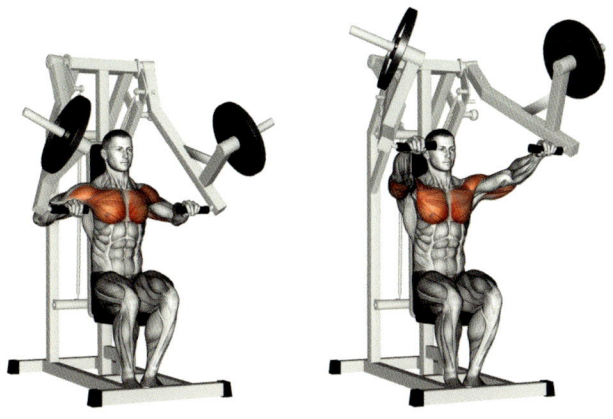

- ✔ Griffe sollten auf Höhe des mittleren Brustbereichs sein
- ✔ Arme nicht komplett durchstrecken
- ✔ Schulterblätter während der kompletten Übung hinten zusammenpressen. Somit arbeitet fast nur die Brust und du verhinderst eine mögliche Schulterverletzung
- ✔ Fester Stand am Boden

Austauschen mit:

Rudermaschine

....

T-Bar Rudern

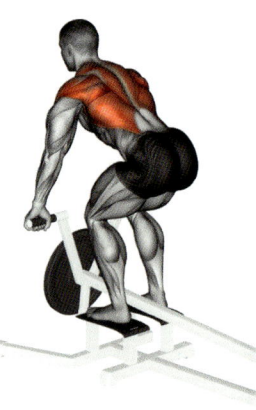
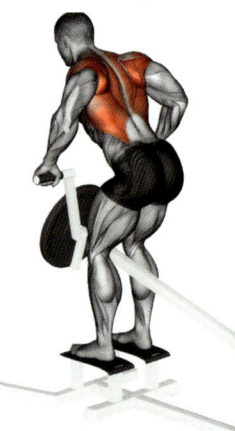

- ✓ Fester, schulterbreiter Stand
- ✓ Knie sind leicht gebeugt
- ✓ Oberkörper nach vorne beugen, dieser bleibt während der ganzen Übung in dieser Position
- ✓ Arbeite ohne Schwung
- ✓ Konzentriere dich darauf, mit deinem Ellbogen zu ziehen. Somit arbeitest du mit dem Rücken und nicht mit dem Bizeps

Kurzhantel Rudern

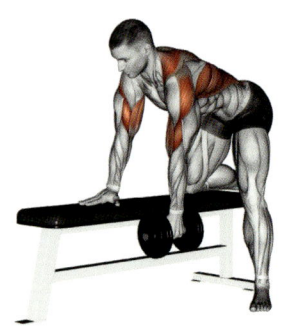
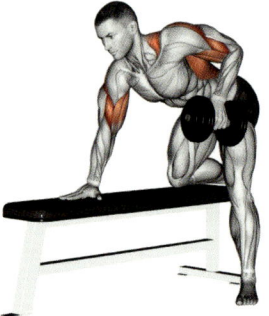

- ✓ Gerader Rücken
- ✓ Fester Stand am Boden
- ✓ Arbeite ohne Schwung
- ✓ Ziehe das Gewicht in einem leichten Bogen in die Höhe deines Bauchnabels. Somit trainierst du perfekt den Latissimus
- ✓ Konzentriere dich darauf, mit deinem Ellbogen zu ziehen. Somit arbeitest du mit dem Rücken und nicht mit dem Bizeps

Bizepscurls am Kabelzug

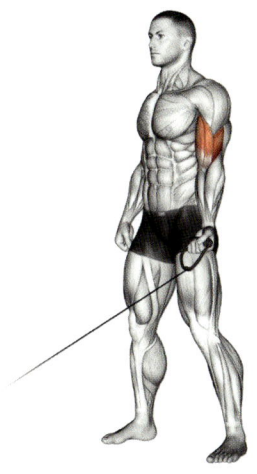 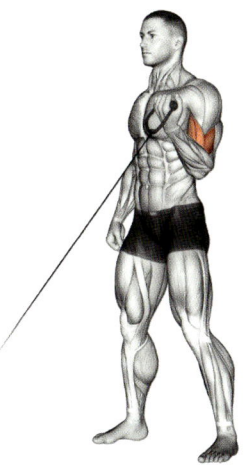

- ✓ Arbeite ohne Schwung
- ✓ Gerader Rücken
- ✓ Oberarme bewegen sich nicht, somit arbeitet nur der Bizeps
- ✓ Langsame, negative Wiederholung
- ✓ Am obersten Punkt kurz anspannen

Preacher Curls mit Kurzhanteln

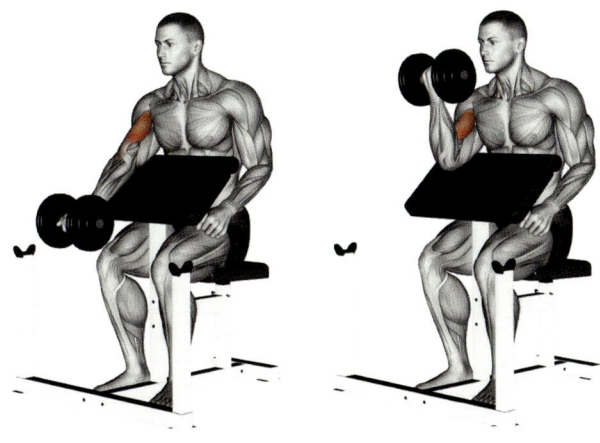

- ✓ Arbeite ohne Schwung
- ✓ Gerader Rücken
- ✓ Oberarme bewegen sich nicht, somit arbeitet nur der Bizeps
- ✓ Langsame, negative Wiederholung
- ✓ Am obersten Punkt kurz anspannen

Trizepsdrücken am Kabelzug

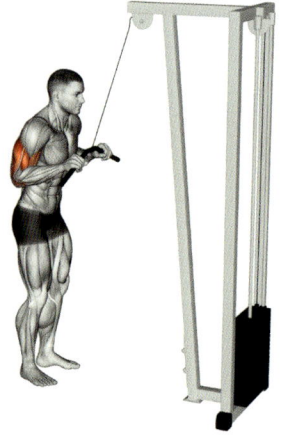 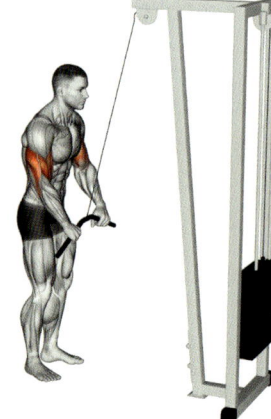

☑ Oberarme bewegen sich nicht, somit arbeitet nur der Trizeps

☑ Kontrolliert arbeiten, bei unkontrolliertem Arbeiten kann es zu Verletzungen kommen

Kickbacks

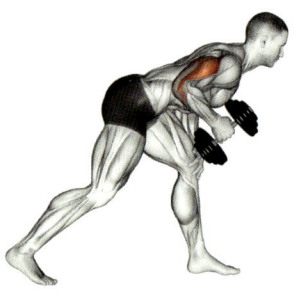 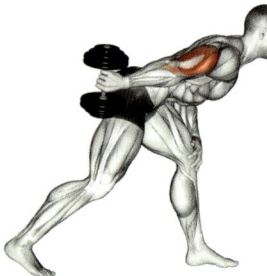

☑ Nicht zu viel Gewicht verwenden

☑ Oberarm bewegt sich nicht, somit arbeitet nur der Trizeps

☑ Gerader Rücken

☑ Fester Stand am Boden

Unterkörper / Beine

Austauschen mit:

 Ausfallschritte ....

Beinpresse

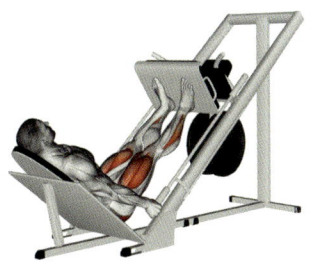 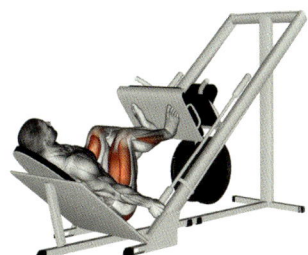

- ✓ Schulterbreite Fußstellung
  ....
- ✓ Knie zeigen immer in Richtung der Zehenspitzen
  ....
- ✓ Gerader Rücken

Hack Squats

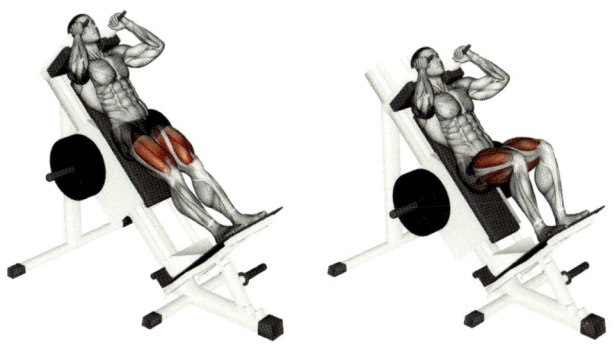

- ✓ Schulterbreite Fußstellung
  ....
- ✓ Knie zeigen immer in Richtung der Zehenspitzen
  ....
- ✓ Gerader Rücken

Austauschen mit:

 Leg Curls

....

Hyperextensions

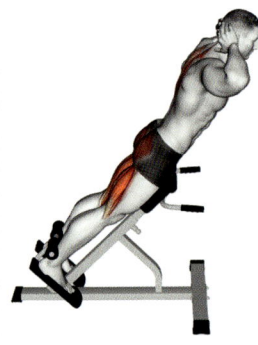 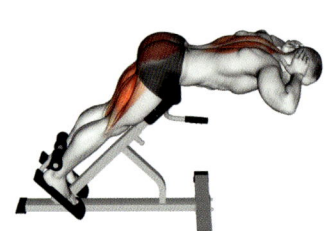

✓ Kopf in Verlängerung der Wirbelsäule

✓ Gerader Rücken

✓ Langsame, negative Wiederholung

✓ Bei Bedarf Zusatzgewicht (Gewichtsscheibe) in der Hand vor der Brust halten

Crunches am Kabel

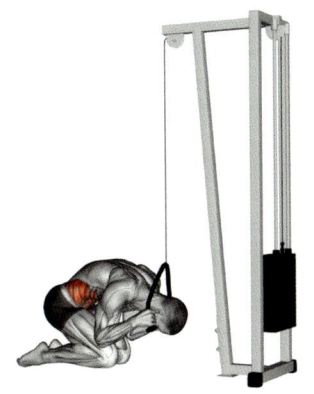 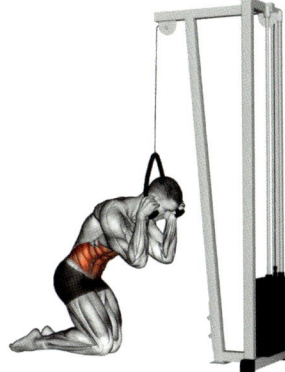

✓ Das Seil ist immer an der gleichen Position (vor der Brust)

✓ Oberkörper rollt sich zusammen, sodass sich die Ellbogen in Richtung Knie bewegen

✓ An der untersten Position kurz anspannen und ausatmen

✓ Langsame, negative Wiederholung

Crunches an der Maschine

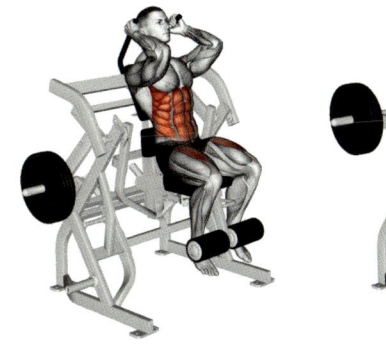 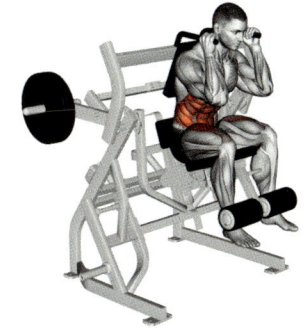

✓ Oberkörper rollt sich zusammen, sodass sich die Ellbogen in Richtung Knie bewegen

✓ An der untersten Position kurz anspannen und ausatmen

✓ Langsame, negative Wiederholung

Pull

Austauschen mit:
 Kurzhantel Rudern

....

Latzug im Untergriff

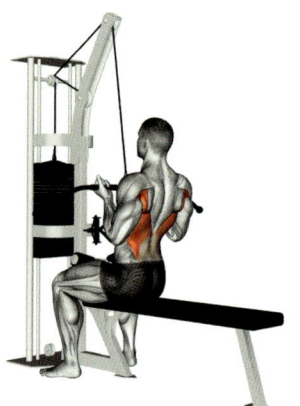 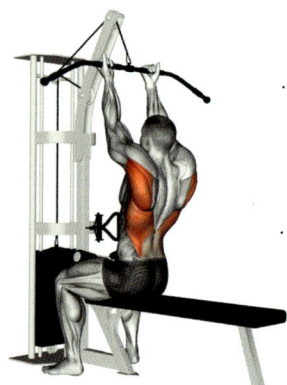

- ✅ Arbeite ohne Schwung
- ✅ Konzentriere dich darauf, mit deinem Ellbogen zu ziehen. Somit arbeitest du mit dem Rücken und nicht mit dem Bizeps
- ✅ Stange wird zur Brust gezogen, nicht in Richtung Bauch

T-Bar Rudern

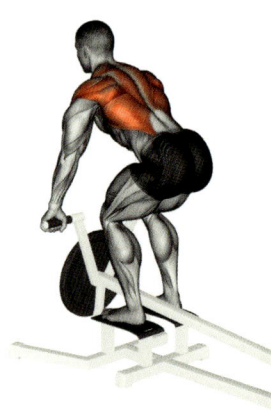 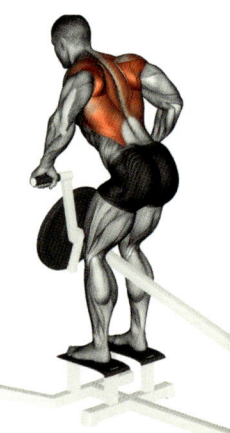

- ✅ Fester, schulterbreiter Stand
- ✅ Knie sind leicht gebeugt
- ✅ Oberkörper nach vorne beugen, dieser bleibt während der kompletten Übung in dieser Position
- ✅ Arbeite ohne Schwung
- ✅ Konzentriere dich darauf, mit deinem Ellbogen zu ziehen. Somit arbeitest du mit dem Rücken und nicht mit dem Bizeps

Bizepscurls am Kabelzug

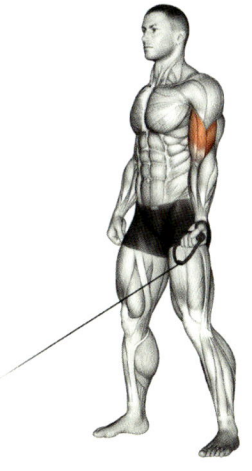 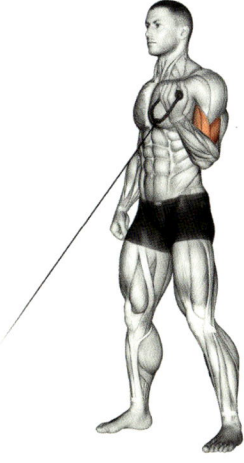

- ✓ Arbeite ohne Schwung
- ✓ Gerader Rücken
- ✓ Oberarme bewegen sich nicht, somit arbeitet nur der Bizeps
- ✓ Am obersten Punkt kurz anspannen
- ✓ Langsame, negative Wiederholung

Preacher Curls mit Kurzhanteln

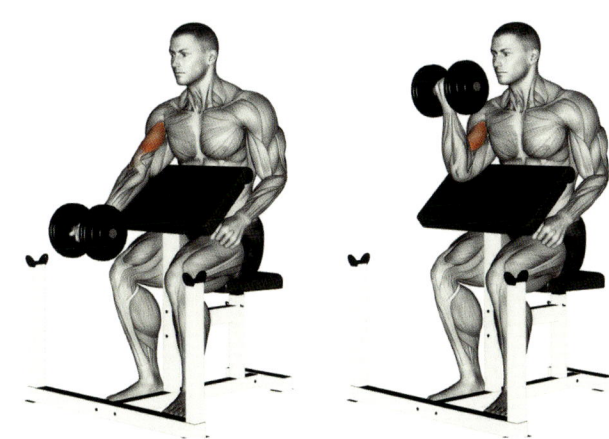

- ✓ Arbeite ohne Schwung
- ✓ Gerader Rücken
- ✓ Oberarme bewegen sich nicht, somit arbeitet nur der Bizeps
- ✓ Am obersten Punkt kurz anspannen
- ✓ Langsame, negative Wiederholung

Push

Austauschen mit:

 Kurzhantel Schrägbankdrücken

....

Langhantel Schrägbankdrücken

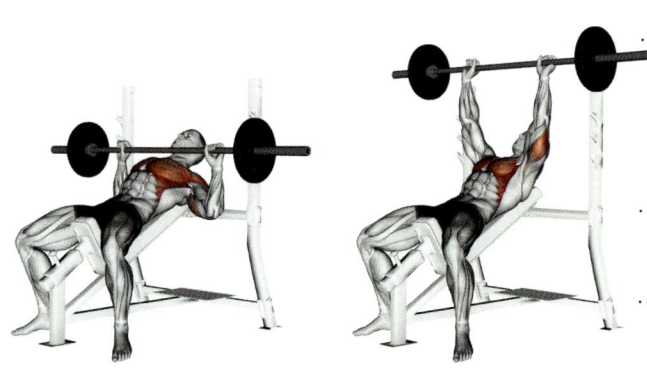

- ✓ Etwas mehr als schulterbreiter Griff

....

- ✓ Schulterblätter während der kompletten Übung hinten zusammenpressen. Somit arbeitet nur die Brust und du verhinderst eine mögliche Schulterverletzung

....

- ✓ Handgelenke bleiben gerade (Stange fest greifen)

....

- ✓ Fester Stand am Boden

Schrägbankdrücken an der Maschine

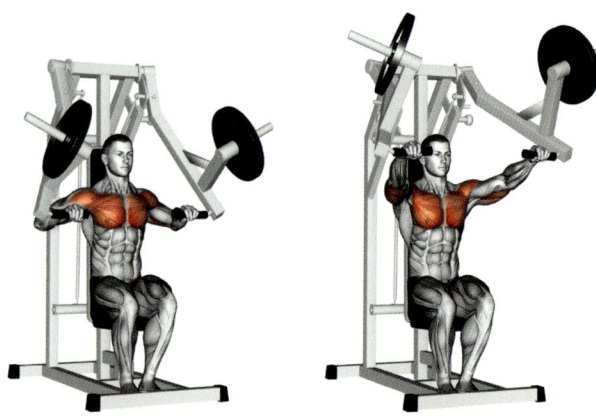

- ✓ Griffe sollten auf Höhe des mittleren Brustbereichs sein

....

- ✓ Arme nicht komplett durchstrecken

....

- ✓ Schulterblätter während der kompletten Übung hinten zusammenpressen. Somit arbeitet fast nur die Brust und du verhinderst eine mögliche Schulterverletzung

....

- ✓ Fester Stand am Boden

Flys an der Maschine

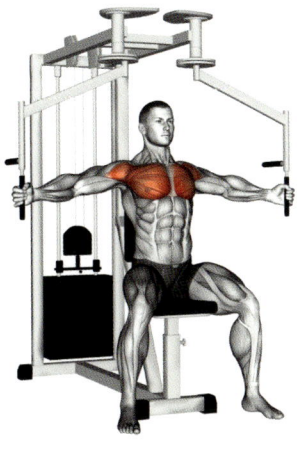
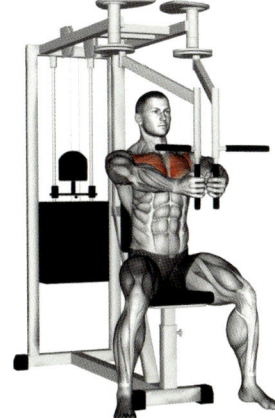

- ✓ Nicht zu viel Gewicht verwenden
- ✓ Dehnung am Ende der negativen Wiederholung
- ✓ Ellbogen sind leicht gebeugt und bleiben in der ganzen Wiederholung gleich
- ✓ Schulterblätter während der kompletten Übung hinten zusammenpressen. Somit arbeitet fast nur die Brust

Flys mit Kurzhanteln

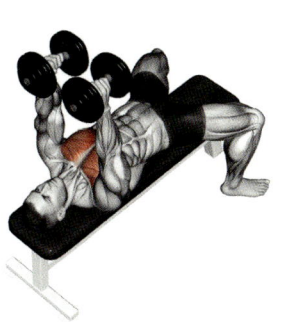
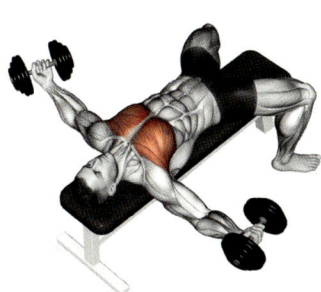

- ✓ Nicht zu viel Gewicht verwenden
- ✓ Dehnung am Ende der negativen Wiederholung
- ✓ Ellbogen sind leicht gebeugt und bleiben in der ganzen Wiederholung gleich
- ✓ Schulterblätter während der kompletten Übung hinten zusammenpressen. Somit arbeitet fast nur die Brust

Austauschen mit: **Seitheben**

Seitheben am Kabelzug

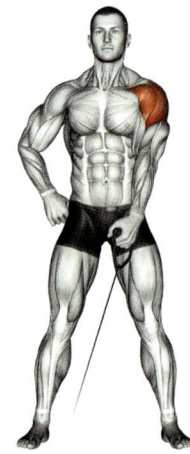 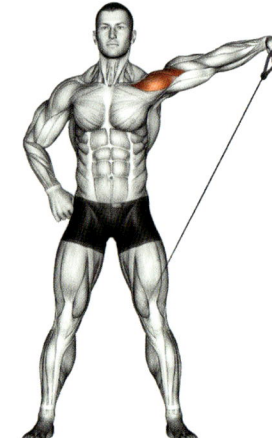

✅ Nicht zu viel Gewicht verwenden

✅ Senke das Gewicht nicht komplett ab, sonst geht die Spannung in der Schulter verloren

Aufrechtes Rudern

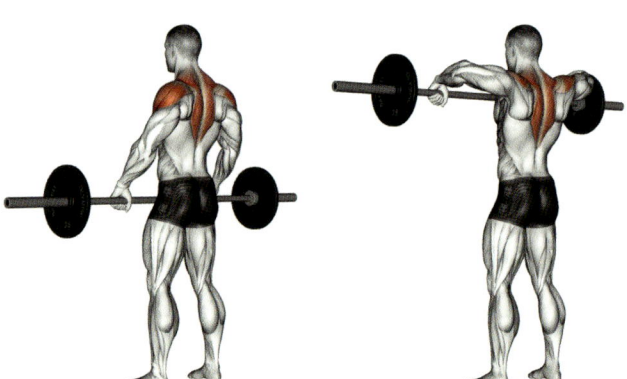

✅ Etwas mehr als schulterbreiter Griff

✅ Stange verläuft so nahe wie möglich am Körper

✅ Ellbogen sind immer oberhalb der Handgelenke

✅ Sobald die Oberarme parallel zum Boden stehen, Spannung kurz halten und kontrolliert in die Ausgangsposition zurück gehen

Trizepsdrücken am Kabel

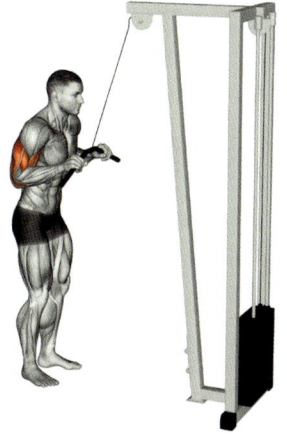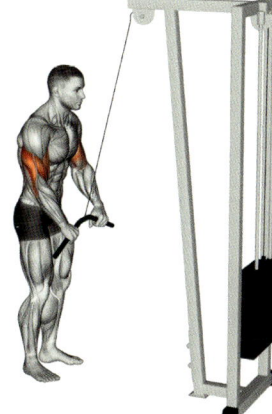

✓ Oberarme bewegen sich nicht, somit arbeitet nur der Trizeps

✓ Kontrolliert arbeiten, bei unkontrolliertem Arbeiten kann es zu Verletzungen kommen

Kickbacks

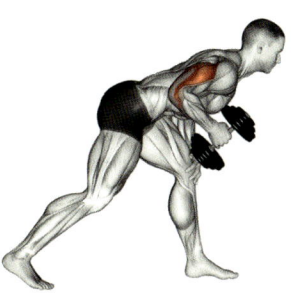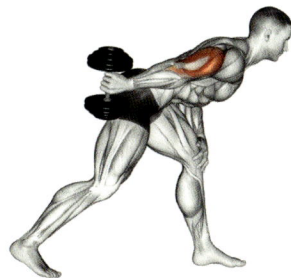

✓ Nicht zu viel Gewicht verwenden

✓ Oberarm bewegt sich nicht, somit arbeitet nur der Trizeps

✓ Gerader Rücken

✓ Fester Stand am Boden

Trainingsvorbereitung

Wie sieht die Trainingsvorbereitung
auf FIT&SHREDDED aus?

Physische Verfassung

Hast du Verletzungen, Schmerzen in Gelenken oder Muskeln etc., bekomme diese noch vor deinem Start von FIT&SHREDDED in den Griff. Dabei können dir Ärzte oder Physiotherapeuten helfen.

Bist du vollständig regeneriert, hast weder Verletzungen noch andere Schmerzen, setze dich mit deiner Psyche auseinander.

Psychische Verfassung

Die Psyche hat mehr Einfluss auf unseren Körper als wir denken, denn sie ist ein sehr wichtiger Teil unseres Lebens. Auch beim FIT&SHREDDED Programm spielt sie eine große Rolle.

Bevor du startest, stelle dir folgende Fragen:

1. Bist du überzeugt davon, dieses Programm durchzuziehen?

2. Willst du dein Leben verändern und das Maximum aus deinem Körper herausholen?

3. Traust du dir zu, dies zu schaffen?

4. Glaubst du an dich selbst?

Stelle dir diese Fragen selbst und beantworte sie mit vollster Überzeugung. Wenn du diese Vorbereitung absolviert hast, gibt es kein Zurück. Du bist bereit und gibst ab sofort 110%.

Wahl der Gewichte

Bevor du mit FIT&SHREDDED beginnst, gibt es für dich Test-Trainingseinheiten.

Entweder 1 Mal Oberkörper sowie 1 Mal Unterkörper, oder 1 Mal Pull, 1 Mal Push und 1 Mal Beine, je nachdem mit welchem Trainingssystem du bei FIT&SHREDDED arbeitest. Ziel dieser Test-Trainingseinheiten ist es, deine optimalen Trainingsgewichte festzulegen. Wie dies funktioniert, erfährst du gleich unter „Sätze und Wiederholungen".

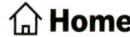

⌂ Home

Wenn du mit FIT&SHREDDED HOME arbeitest, mache ebenso eine Test-Trainingseinheit und schaue darauf, die perfekten Trainingsgewichte festzulegen.

Mentale Vorbereitung auf dein Training

Wichtig ist, dass du fokussiert ins Gym gehst und all deine Aufmerksamkeit auf dein Training richtest. Wenn ich mich dort umsehe, muss ich oft feststellen, dass viele nicht wirklich konzentriert und fokussiert bei der Sache sind.

Kümmere dich nicht darum, was andere Personen machen oder wie andere Leute trainieren. Es geht um DICH und um DEIN TRAINING! Konzentriere dich auf das, was du tust. Spüre deinen Körper, deine Muskeln, jede Wiederholung.

Sätze und Wiederholungen

Für diejenigen, die mit der Materie noch nicht vertraut sind, zunächst eine kurze Erklärung, was dies genau bedeutet:

Beispiel: Bankdrücken - 4 Sätze zu je 8 Wiederholungen (4x8)

Die Aneinanderreihung einzelner Wiederholungen wird als „Trainingssatz" bezeichnet. Sprich, in unserem Beispiel absolviert man die Übung „Bankdrücken" und führt die Stange genau 8 Mal hinunter und wieder hinauf. Dies ist ein Satz zu je 8 Wiederholungen.

Wie trainierst du bei FIT&SHREDDED damit?

Bei FIT&SHREDDED absolvieren wir alle Sätze und Wiederholungen einer Übung mit demselben Gewicht und ändern dieses nicht. Beispielsweise machen wir Bankdrücken mit 70 kg und absolvieren alle 4 Sätze zu je 8 Wiederholungen mit diesem Gewicht. Auch wenn du im ersten Satz 10 Wiederholungen schaffen würdest, machst du nur 8, da wir hier nach System trainieren und in allen Sätzen unsere 8 Wiederholungen schaffen möchten.

Ziel ist es, dass im letzten Satz der Übung die letzte Wiederholung fast das Maximum ist und keine weitere geschafft werden kann. Dann hast du dein perfektes Trainingsgewicht gefunden.

Im Beispiel „Bankdrücken 4x8" würde dies folgendermaßen aussehen: Du wählst ein Gewicht und machst 4 Sätze zu je 8 Wiederholungen damit. Wenn du im 4. Satz die 8. Wiederholung mit korrekter Technik geschafft hast und eine 9. Wiederholung bereits sehr schwer wäre, hast du dein perfektes Trainingsgewicht gefunden, mit dem du arbeiten kannst.

Hier musst du anfangs etwas herumprobieren, dafür gibt es die Test-Trainingseinheiten. Versuche, ein gutes Gewicht festzulegen, mit dem du die Sätze und Wiederholungen aus dem Trainingsplan definitiv schaffst. Starte lieber mit etwas weniger Gewicht, welches du sicher schaffst und steigere dich dann erst bei den nächsten Einheiten.

Wenn du dann - wie in unserem Beispiel - die 8. und somit letzte Wiederholung im 4. Satz mit korrekter Technik durch Muskelkraft schaffst, erhöhst du im nächsten Training um das kleinstmögliche Gewicht. Mit diesem Gewicht arbeitest du wieder so lange, bis du damit auch 4x8 schaffst. So arbeiten wir bei FIT&SHREDDED, mehr dazu erfährst du im Kapitel „Progression".

Warm Up

Wozu dient ein Warm Up?

Wofür sollte man sich vor dem Training aufwärmen? Ein Warm Up zu Beginn des Trainings ist sehr wichtig. Der Körper kommt dadurch auf Betriebstemperatur. Es gibt drei verschiedene Aufwärmphasen, welche gleich erläutert werden.

Der Sinn besteht darin, den Körper auf die anstehende Belastung vorzubereiten. Hier sind die wichtigsten, allgemeinen Vorteile eines Warm Ups:

1. bessere körperliche Leistungsfähigkeit

2. die Verletzungsgefahr nimmt ab

3. bessere Durchblutung der Muskulatur

4. Belastbarkeit des Herz-Kreislauf-Systems und des Bewegungsapparats steigt an

5. passive Strukturen wie Bänder und Gelenkkapseln werden auf die anstehende Belastung vorbereitet

6. mentale Vorbereitung aufs Training

FIT&SHREDDED Warm Up Programm:

1. **Allgemeine Aufwärmphase:**

   Vor der Trainingseinheit 10 Minuten langsames Laufen, Radfahren oder Rudern. Hier steigt die Körpertemperatur langsam an und die Durchblutung steigt. Nicht verausgaben und Kraft verschwenden, das ist hier sehr wichtig.

2. **Gelenksspezifische Aufwärmphase:**

   Nach der allgemeinen Aufwärmphase, in der wir unsere Körpertemperatur erhöht haben, folgen Mobilisationsübungen der Gelenke, wie beispielsweise vorsichtiges Armkreisen. Hier jedes betroffene Gelenk der Einheit (Sprunggelenk, Knie, Hüfte, Wirbelsäule, Schultern, Ellbogen, Handgelenke) gut aufwärmen und mobilisieren.

3. **Übungsspezifische Aufwärmphase:**

   Zu Beginn der 1. Übung jeder Muskelgruppe werden 3 Aufwärmsätze absolviert. Dazu kommen wir nun.

Übungsspezifische Aufwärmphase in der Praxis

Vor Beine, Brust und Rücken werden 3 Aufwärmsätze bei der ersten Übung gemacht, bei den weiteren Übungen dieser Muskelgruppe ist kein weiterer Aufwärmsatz notwendig.
Vor Schulter und Waden reicht ein Aufwärmsatz mit moderatem Gewicht.

Arme und Bauch braucht man nicht extra aufwärmen, alle anderen Muskelgruppen bitte schon.

Die Aufwärmsätze werden jeweils mit steigendem Gewicht absolviert, sollen unseren Muskel jedoch nicht schwächen, sondern lediglich aufwärmen und auf das Gewicht der späteren Arbeitssätze vorbereiten.

Beispiel Bankdrücken: 4x8 mit 50 kg

1. Satz: 15 kg (etwa 30 % des Trainingsgewichts) x 10
2. Satz: 25 kg (etwa 50 % des Trainingsgewichts) x 8
3. Satz: 35 kg (etwa 70 % des Trainingsgewichts) x 6

Wurden diese 3 Aufwärmphasen absolviert, startest du mit deinem Training.

⌂ Home

Bei FIT&SHREDDED HOME sieht die allgemeine Aufwärmphase gleich aus. Falls hier kein Laufen oder Radfahren möglich ist, kann man direkt mit der gelenksspezifischen Aufwärmphase beginnen.

Übungsspezifische Aufwärmphase: 1-2 Aufwärmsätze vor Beine, Brust, Rücken und Schulter. Arme und Bauch braucht man nicht extra aufwärmen, alle anderen Muskelgruppen bitte schon.

Ein Beispiel dafür:

Kniebeugen: 3x12 mit 15 kg pro Hantel
1. Satz: Körpergewicht x 10
2. Satz: 5 kg pro Hantel x 8

Danach beginnen wir mit unseren Arbeitssätzen.

Muskelversagen

Was bedeutet Muskelversagen?

Muskelversagen bedeutet, dass man das Gewicht nicht mehr mit korrekter Übungsausführung bewegen kann und der Muskel „versagt". Dies ist das absolute Limit. Viele Anfänger machen den Fehler, immer bis zum kompletten Muskelversagen und somit bis zum Limit zu trainieren. Ich sehe im Gym sehr viele Leute, die bereits beim 1. oder 2. Satz immer bis an ihr Muskelversagen trainieren. Anfangs sagt dir leider jeder „Geh' immer bis ans Limit", was aber eigentlich ziemlich schlecht ist, da man sich dadurch viel Power für die nächsten Sätze nimmt. Dies ist einfach falsch und hat sich auch durch meine jahrelange Erfahrung oft als negativ herauskristallisiert.

Wieso ist Muskelversagen oft nicht gut?

Unser zentrales Nervensystem wird, wenn wir uns komplett auspowern und bei jeder Übung ans Muskelversagen gehen, sehr geschwächt. Dies hat folgende mögliche Nachteile:

- Du bist schlechter regeneriert und nicht fit für die nächsten Trainingseinheiten.
- Du bist nicht mehr im Stande die nächste Übung mit 100% zu absolvieren.
- Du kannst dich viel langsamer im Training steigern.
- Du wirst eventuell öfter krank.
- Du wirst vielleicht schlechter gelaunt sein und es fehlt dir Energie im Alltag.

Ans Muskelversagen und somit ans Maximum gehen wir deshalb bei FIT&SHREDDED bei den Grundübungen nicht.

Bei der letzten Übung jeder Muskelgruppe kannst du, falls gewollt, gerne bis zum Maximum und somit bis zum Muskelversagen trainieren. Falls du dies machst, achte darauf, nur bei den letzten 1-2 Sätzen dieser Übung ans Muskelversagen zu gehen.

Muskelversagen bei FIT&SHREDDED

Bei FIT&SHREDDED vermeiden wir Muskelversagen so gut wie es geht. Bevor du nicht mehr kannst und die nächste Wiederholung höchstwahrscheinlich nicht mehr schaffen wirst, beendest du kurz vor dem Muskelversagen den Satz und legst das Gewicht weg. Hier ist manchmal ein Trainingspartner zur Absicherung sinnvoll, beispielsweise beim Bankdrücken, jedoch nur zur Absicherung. Lege wirklich das Gewicht weg, wenn du denkst, dass du die nächste Wiederholung nicht mehr schaffen wirst. Manchmal kann man dies - ohne es zu probieren - jedoch nicht wissen, weshalb es hin und wieder sicher vorkommt, dass du bis zum Muskelversagen trainierst. Dies ist nicht schlimm, sollte aber nicht zu oft passieren.

Bei der letzten Übung jeder Muskelgruppe - beispielsweise Fliegende am Kabelzug am Push-Tag, die letzte Übung für die Brust - kannst du, falls gewollt, gerne bis zum Maximum und somit bis zum Muskelversagen trainieren. Falls du dies machst, achte darauf, nur bei den letzten 1-2 Sätzen dieser Übung ans Muskelversagen zu gehen.

⌂ Home

Bei FIT&SHREDDED Home kannst du bei jeder Übung bei den letzten 1-2 Sätzen ans Muskelversagen gehen und dich hier auspowern.

Satzpausen

Allgemein

Die Zeit zwischen den Sätzen ist definitiv ein wichtiger Punkt, der oft nicht beachtet wird. Wenn du dich zwischen deinen Sätzen zu wenig erholst und die Zeit zu kurz ist, verschwendest du unnötig Kraft. Sprich, du schaffst vielleicht im nächsten Satz weniger Wiederholungen.

Andererseits ist es auch nicht gut, zu lange Pausen zu machen, da dein Training sonst viel zu lange dauert und du eventuell den Fokus oder den Spaß verlierst.

Wie lange sollen die Pausen zwischen den Sätzen sein?

Hier ist ganz klar zwischen den verschiedenen Übungen zu unterscheiden.

Grundsätzlich empfehle ich dir:

2,5 Minuten bei:
- allen „großen Muskelgruppen" (Brust, Rücken, Beine, Schultern) sowie bei deren Grundübungen, wie Bankdrücken, Kniebeugen, Ausfallschritte, Schulterdrücken, Klimmzüge, Rudern, etc.

1-2 Minuten bei:
- Isolationsübungen, wie beispielsweise Fliegende für die Brust oder auch Seitheben für die Schulter, dafür reichen 1-2 Minuten
- allen „kleinen Muskelgruppen", sprich Bizeps, Trizeps, Bauch und Waden

Musst du die Pausenzeiten wirklich stoppen?

Nach einiger Zeit bekommst du ein Gefühl dafür und kannst dies ziemlich gut abschätzen. Als Anfänger rate ich dir jedoch, die Zeit zu stoppen. Denn nur, wenn die Pausenzeiten ungefähr gleich sind, weißt du auch, ob du dich bei einer Übung steigern konntest, sprich stärker wurdest, oder nicht.

Fazit: Erhole dich in deinen Satzpausen wirklich und notiere deine Leistung in dein Trainingsbuch. Bleibe fokussiert und bereite dich auf den nächsten Satz vor.

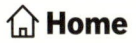

⌂ Home

Bei FIT&SHREDDED HOME reichen 60-90 Sekunden Pause zwischen allen Sätzen.

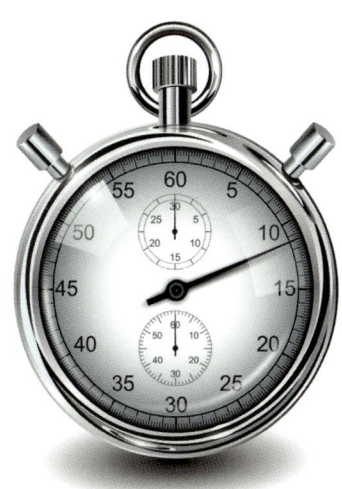

Progression

Progression bedeutet „Fortschritt" oder auch „Entwicklung" und gehört zu den wichtigsten Faktoren für den Muskelaufbau. Man muss versuchen, dem Muskel immer einen neuen Reiz und somit einen Grund zum Wachsen zu geben. Dies bedeutet, sich im Training zu steigern. Progression kann durch verschiedene Parameter geschehen:

- Erhöhung des Gewichts
- Erhöhung der Wiederholungen
- Erhöhung der Sätze
- Verbesserung der Qualität der Übung - damit ist eine Verbesserung der Technik sowie eine bessere Kontrolle des Gewichtes gemeint

Uns interessiert jedoch nur die Erhöhung des Gewichts bei gleichbleibender, optimaler Technik. Die Zahl der Sätze und Wiederholungen erhöhen wir in diesem Programm nicht.

Ich bin mir ziemlich sicher, dass du bei FIT&SHREDDED Progression erzielst und stärker werden wirst. Unzählige Teammitglieder konnten es nicht glauben, sich in nahezu jeder Übung zu steigern und stärker zu werden, obwohl sie gleichzeitig Körpergewicht verlieren. Der Großteil von uns hat während FIT&SHREDDED Progression erzielt, obwohl viele meinen, das funktioniere gar nicht.

Falls du schon zu fortgeschritten bist und dich in einer Diät nicht steigern kannst - sprich keine Progression erzielst - ist dies aber auch kein Problem. Dann bedeutet das Ziel: keine Kraft zu verlieren.

In der Praxis sieht dies so aus, dass du - sobald du mit dem Trainingsgewicht über den angegebenen Wiederholungen aus dem Trainingsplan liegst - das Trainingsgewicht um das Kleinstmögliche erhöhst. Damit trainierst du dann so lange, bis du wieder die angegebene Wiederholungszahl aus dem Trainingsplan erreichst. Dies wird immer fortgesetzt, somit erlangst du perfekte Progression.

Hierfür ist ein Trainingsbuch sehr wichtig. Du musst wissen, wie viele Wiederholungen du im letzten Training mit welchem Gewicht geschafft hast, um dich steigern zu können. Ohne Trainingsbuch ist dies auf Dauer fast unmöglich.

Progression bei FIT&SHREDDED

Anhand eines Beispiels zeige ich dir nun, wie du bei FIT&SHREDDED Progression erzielst und ab sofort im Training arbeitest:

Beispiel:

Bankdrücken laut Trainingsplan 4 x 8 - du verwendest 60 kg.

- Im ersten Training schaffst du im letzten und somit im 4. Satz nur 7 Wiederholungen.

- 1 Woche später: Du schaffst im letzten und somit im 4. Satz 8 Wiederholungen - perfekt! Du hast Progression erzielt. Du hast deinen Trainingsreiz gesteigert.

- Nächstes Training: Da du nun 4 x 8 mit 60 kg geschafft hast, erhöhst du das Gewicht um die kleinstmögliche Menge (1.25 kg pro Seite, sprich 2.5 kg insgesamt).

Mit diesem neuen Gewicht (62.5 kg) schaffst du nun voraussichtlich nicht sofort 4 x 8, sondern beispielsweise:

1. Satz: 8 Wiederholungen
2. Satz: 7 Wiederholungen
3. Satz: 7 Wiederholungen
4. Satz: 6 Wiederholungen

- Im nächsten Training schaffst du mit 62.5 kg bereits 8, 7, 7, 7 Wiederholungen. Perfekt! Du hast Progression erzielt.

- Du arbeitest nun so lange mit diesem Gewicht, bis du auch damit 4 x 8 schaffst. Dies kann oft mehrere Wochen dauern. Hast du es erreicht, sprich 4 x 8 mit 62.5 kg, erhöhst du beim nächsten Training das Gewicht auf 65 kg und arbeitest genau so weiter.

Bei FIT&SHREDDED ist das Ziel, nicht nur Fett und somit Körpergewicht zu verlieren, sondern auch Muskeln aufzubauen. Hier ist Progression zwar schwer, aber wie bereits erwähnt, oft möglich. In deiner kommenden Aufbauphase mit LEAN&MASSIVE wirst du natürlich viel mehr Progression erzielen.

Falls keine Progression möglich ist, ist dies nicht schlimm. Dann geht es darum, dass du keine Kraft und somit Muskeln verlierst. Versuche alles dagegen zu halten, wenn du das Gefühl hast, schwächer anstatt stärker zu werden. Wichtig ist, dass du nicht auf einmal weniger Gewicht nimmst, sondern hart weiter trainierst. Sollte deine Kraft so weit sinken, dass du das angegebene Wiederholungsschema (z.B. 4x8) nicht mehr schaffst, reduziere das Gewicht um die kleinstmögliche Stufe.

Beispiel:

Bankdrücken 4 x 8 mit 70 kg

Solltest du zum Beispiel nach mehreren Wochen mit diesem Gewicht (70 kg) nur noch 7 Wiederholungen in allen 4 Sätzen schaffen, reduzierst du das Gewicht um die kleinstmögliche Stufe, sprich um 2.5 kg. Mit diesem Gewicht machst du dann wie im Plan beschrieben 4 Sätze zu je 8 Wiederholungen.

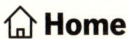 **Home**

Bei FIT&SHREDDED HOME ist die Progression dieselbe. Versuche stärker zu werden und das Gewicht zu steigern, oder die Wiederholungen zu erhöhen, wie zum Beispiel die Anzahl der Liegestütze.

Bei welchen Übungen ist Progression wichtig?

Grundsätzlich sollte bei allen Übungen Progression stattfinden. Das heißt, führe ein Trainingsbuch und versuche dich bei korrekter Ausführung immer bei allen Übungen zu steigern und Progression zu erzielen.

Genau messen kann man es jedoch nur bei den ersten Übungen jeder Muskelgruppe, dies sind auch die wichtigsten Übungen und sollten nie geändert werden, wie du bereits erfahren hast. Der Grund dafür ist, dass du, falls du dich bei den ersten Übungen (Grundübungen) bereits gesteigert hast, schon Progression erzielt hast. Es ist eher unwahrscheinlich, dass du dann in der zweiten Übung dieser Muskelgruppe direkt noch einmal Progression erreichen kannst. Manchmal kommt auch dies vor, ist aber wie gesagt eher selten.

Wichtige Anmerkungen bezüglich Progression:

Habe Geduld! Progression dauert, man kann leider nicht - außer als absoluter Anfänger - bei jedem Training die Gewichte erhöhen. Verzweifel nicht, wenn du dich einmal länger gar nicht steigern kannst.

Achte auf eine korrekte Technik! Progression muss immer bei gleichbleibender Ausführung stattfinden. Wenn du nun beim Bankdrücken mehr Gewicht verwendest, aber dafür mit der Stange nicht ganz zur Brust gehst oder mit Schwung arbeitest, hast du dich eigentlich nicht gesteigert, auch wenn du mehr Gewicht bewegt hast. Die Ausführung darf nicht darunter leiden, sie muss gleichbleiben. Andernfalls kann man Progression nicht messen.

Trainingsbuch

Brauchst du wirklich ein Trainingsbuch?

Meine Antwort ist ganz klar: Ja, unbedingt. Wie du bereits erfahren hast, ist es einfach ein absolutes Muss, seine Ernährung zu „tracken", sprich zu dokumentieren und zu zählen, wie viel Energie man zu sich nimmt, um wirklich gute Resultate zu erzielen. Wieso sollte dies beim Training anders sein?

Man kann sich definitiv nicht jeden Satz aus dem Training genau merken, weshalb ein Trainingsbuch eines der wichtigsten Tools jedes Kraftsportlers ist. Somit weißt du genau, wie viele Wiederholungen du mit welchem Gewicht in der letzten Einheit geschafft hast. So kannst du sicher sein, dass du stärker wirst, oder im anderen Fall, keine Kraftverluste hast.

Es ist auch beim Training absolut wichtig, alles zu dokumentieren. Woher willst du wissen, ob du letzte Woche im 3. Satz Bankdrücken 7 oder 8 Wiederholungen geschafft hast? Ob du dich somit in diesem Training schon steigern und somit Progression erzielen kannst? Wie viele Wiederholungen und Sätze du genau bei der letzten Isolationsübung für den Trizeps geschafft hast? Denn du weißt: Einerseits Progression erzielen und andererseits in einer längeren Diät keine Kraft zu verlieren, ist das Allerwichtigste im Training. Nur so wirst du wirklich langfristige Fortschritte machen.

„Das merke ich mir schon oder schreibe es in mein Smartphone"

Das ist der größte Fehler, den viele begehen. Und ganz ehrlich? Ich selbst habe ihn leider auch viel zu oft gemacht. Genau deshalb möchte ich dir unbedingt klarmachen, wie wichtig es ist, ein Trainingsbuch zu führen.

Vielleicht klappt es für kurze Zeit, sich das Training zu merken oder in sein Smartphone irgendwelche Notizen zu schreiben, aber mehr definitiv auch nicht. Eventuell merkst du dir ein paar Sätze, doch sicher nicht jede einzelne Übung und Wiederholung. Somit kannst du niemals genau deine Progression kontrollieren, die aber im Training ein sehr wichtiger Faktor für den Muskelaufbau ist.

Es gelingt einem im Leben nichts Großartiges, ohne dafür etwas zu tun. Auch in diesem Sport nicht. Beim Zählen von Kalorien sowie beim Führen eines Trainingsbuches ist für mich ganz klar, dass dies absolut notwendig ist. Wenn man bereits so viel investiert, um Erfolg zu haben, sollten die paar Minuten dafür unbedingt aufgewendet werden. Diese Meinung vertrete ich zu 100%. Wer dies aus Bequemlichkeit nicht macht, begeht hier wirklich einen großen Fehler.

„Das ist so viel Arbeit immer mitzuschreiben...".

Den Satz habe ich schon so oft gehört, und er ist absolute unrichtig. Egal, ob beim Kalorien zählen oder beim Trainingsbuch schreiben - es ist nicht viel Arbeit. Überhaupt nicht. Es ist reine Gewohnheit. Am Anfang musst du dich noch einarbeiten und daran gewöhnen, doch nach einer Zeit machst du es wie selbstverständlich. Es dauert wenige Sekunden, nach einem Satz die Zahl hinein zu schreiben. Wenige Sekunden!

Außerdem glaube ich, dass man sich noch besser steigern kann und noch motivierter ist, wenn ein Trainingsbuch geführt wird. Es ist dadurch möglich, alles genau zu dokumentieren, Fortschritte zu erzielen und ein höheres Gewicht zu notieren.

Was ich noch sehr gut finde ist, dass beispielsweise nach einem halben Jahr sichtbar wird, wie viel Gewicht man damals bewegt hat, und wie viel man heute schafft. Ich selbst habe Trainingsbücher bereits in meiner Anfangszeit verwendet und finde es enorm wichtig, diese für immer aufzuheben, um auch den eigenen Fortschritt zu sehen.

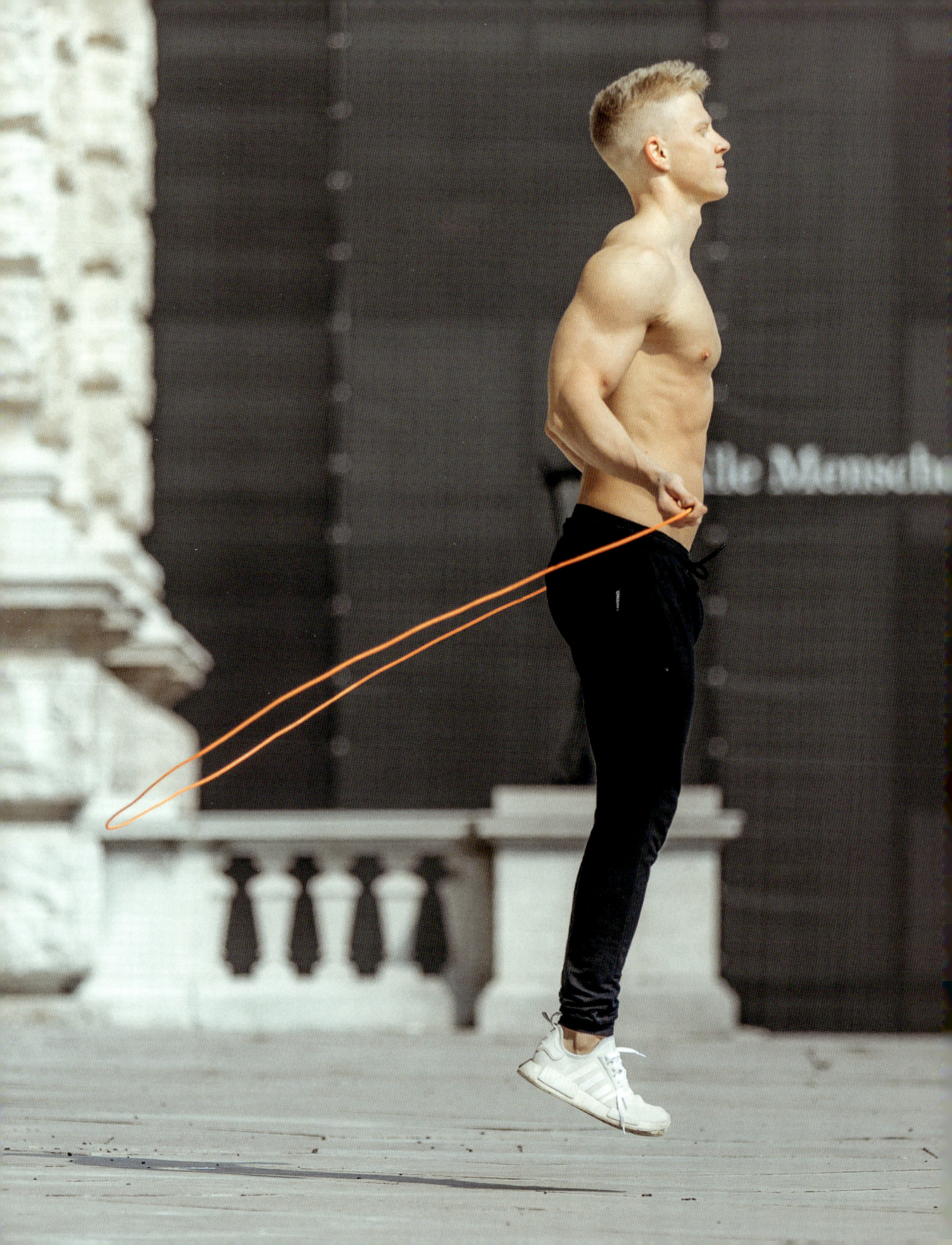

Cardio-Training

Da wir im Optimalfall bereits 5-6 Trainingseinheiten in der Woche absolvieren, darf das Cardio-Training nicht zu intensiv sein, da sonst die Regeneration vernachlässigt wird.

Ist Cardio notwendig, um Fett zu verbrennen?

Auch dies gehört zu einer der häufigsten Fragen, die ich gestellt bekomme. Die Antwort ist klar: Nein.

Wir brauchen nicht unbedingt Cardio zu machen, um Fett zu verlieren. Wie die Fettverbrennung genau funktioniert, hast du bereits erfahren. Doch mit Cardio verbrennt man natürlich noch mehr Kalorien und hat somit ein noch höheres Kaloriendefizit. Cardio ist daher definitiv ein effektives Mittel, um seine Ziele noch schneller zu erreichen. Außerdem muss klar gesagt werden: Cardio ist sehr gesund und hat viele gesundheitliche Vorteile. Beispiele sind dafür unter anderem besserer Schlaf, höhere Stressbewältigung und eine größere Leistungsfähigkeit des Herzens.

Es ist zu beachten, dass Ernährung und Krafttraining definitiv das Wichtigste sind. Dadurch verlieren wir auch schon Fett und somit Körpergewicht. Cardio ist - wie gesagt - nur eine zusätzliche Hilfe bzw. ein Bonus. Bitte sei dir immer bewusst, dass du die Ernährung sowie das Training von FIT&SHREDDED zu 100% durchziehst. Zusätzliches Cardio-Training hilft dir lediglich dabei, eventuell noch schneller Fett zu verbrennen und somit nach 12 Wochen ein noch besseres Ergebnis zu erzielen.

Muss Cardio immer auf nüchternem Magen betrieben werden?

Auch hier lautet die Antwort wieder: Nein. Man muss Cardio definitiv nicht immer morgens auf nüchternem Magen betreiben, dies ist reine Spekulation. Cardio wird absolviert, um noch mehr Energie zu verbrennen und um am Ende des Tages ein noch höheres Kaloriendefizit zu erreichen. Der Zeitpunkt dafür ist ziemlich unbedeutend.

Cardio-Training bei FIT&SHREDDED

Das Cardio-Training bei FIT&SHREDDED wird sehr geringgehalten, und vor allem kannst du selbst entscheiden, ob du es dazu machen möchtest, oder nicht. Es ist somit keine Pflicht in diesem Programm.

Ein sehr wichtiger Punkt ist die Regeneration, auf die wir im nächsten Kapitel näher eingehen werden. Diese darf auf keinen Fall darunter leiden, wir brauchen die Energie unbedingt für das Krafttraining, weshalb du dich beim Cardio-Training auf keinen Fall verausgaben solltest. Ich empfehle dir zwei Varianten von Cardio bei FIT&SHREDDED, falls du es zusätzlich machen möchtest:

Variante 1: Cardio nach dem Krafttraining
Diese Form von Cardio kann ich wirklich jedem empfehlen und ich selbst mache sie auch sehr oft, wenn ich FIT&SHREDDED absolviere. Nach einem Krafttraining gehe ich noch einmal aufs Laufband oder ich trainiere auf einem anderen Cardiogerät und absolviere eine Einheit von 15-35 Minuten.

Die Intensität kannst du so hoch wählen, wie du möchtest. Wenn du fit bist und die Regeneration nicht darunter leidet, kannst du dich gerne auch auspowern. Wenn dir dies bei einem 5-6 maligen Krafttraining in der Woche zu viel ist, kannst du hier auch einfach langsames Fahrradfahren oder lockeres Joggen absolvieren. Durch diese Variante kannst du leicht noch einmal 100-300 Kalorien zusätzlich an Trainingstagen verbrennen, was natürlich das Kaloriendefizit und somit die Fettverbrennung um einiges erhöht.

Variante 2: 1-2 zusätzliche Cardioeinheiten
Wenn du fit genug bist und gerne auch zusätzlich Cardio machen möchtest, kannst du dies natürlich gerne tun. Hier empfehle ich dir an deinen trainingsfreien Tagen oder auch an Trainingstagen - beispielsweise am Morgen oder Abend - eine moderate Cardioeinheit zu absolvieren, wie beispielsweise eine Stunde joggen, Rad fahren, Tennis spielen oder andere Sportarten, die dir Spaß machen und wobei du dich viel bewegst. Auch ein Spaziergang verbrennt einiges an Kalorien und ist nicht zu unterschätzen.

Regeneration

Ein sehr wichtiger Punkt für maximale Erfolge

Allgemein

Neben Training und Ernährung ist die Regeneration ein sehr wichtiger Punkt für maximale Erfolge.

In der Regenerationsphase erholt sich nicht nur unser zentrales Nervensystem von der Belastung durch das Training, auch unsere Kohlenhydratspeicher in der Muskulatur können sich wieder auffüllen. Genauso erholen sich die Gelenke und andere passive Strukturen, wie beispielsweise Sehnen, Bänder und Knorpel von der Belastung des Trainings. Bei der Regeneration ist es vor allem wichtig, dass du darauf hörst, was dein Körper dir sagt. Somit bekommst du ein Gefühl dafür, ob du dich ausreichend regenerierst oder nicht.

Jeder Mensch reagiert unterschiedlich auf den Trainingsreiz, somit erholen sich manche schneller und manche langsamer. Achte auf die Signale deines Körpers und du wirst lernen, auch deinen Lebensstil daran anzupassen und dich somit besser zu regenerieren.

Gesunde Ernährung

Gesunde Ernährung hat großen Einfluss auf unsere Regeneration. Durch sie erhält der Körper alle nötigen Bausteine, um sich wieder komplett und so schnell wie möglich zu erneuern. Wie eine gesunde Ernährung genau aussehen soll, hast du bereits erfahren.

Schau, dass du genügend Mikronährstoffe zu dir nimmst, genügend trinkst und dich generell gesund ernährst. Du hast bei FIT&SHREDDED alles Grundlegende erfahren, was zu einer gesunden Ernährung beiträgt.

Guter Schlaf

Wichtig für eine gute Regeneration ist neben der Ernährung natürlich auch ausreichender und erholsamer Schlaf. Achte deshalb darauf, dass du pro Nacht mindestens 6 bis 8 Stunden erholsam schläfst, damit du im Training immer Vollgas geben kannst.

Dauert dein Schlaf weniger als 6 bis 8 Stunden, wird dies deine Regeneration ziemlich sicher negativ beeinträchtigen und dafür sorgen, dass du vielleicht schlechtere Fortschritte machst.

Tipps für besseren Schlaf:

- Esse nicht direkt vor dem Schlafen gehen. Dadurch ist dein Körper in der Nacht viel zu sehr mit der Verdauung beschäftigt.
- Dunkel das Zimmer komplett ab! Der Körper besitzt Zellen, die empfindlich auf Licht sind, somit verhindern sie den Hormonausstoß von Melatonin, welches dich müde macht.
- Räume eine Stunde vor dem Schlafen gehen dein Handy und deinen Laptop weg. Diese Geräte verhindern wieder die Melatoninausschüttung durch „blaues Licht" - dazu im nächsten Punkt mehr. Ein Buch zu lesen, hilft mir persönlich vor dem Einschlafen immer am besten.
- Verwende am Abend die Funktion „Night Shift" für dein Handy, dabei wird dieses „blaue Licht" herausgefiltert.

Gesunder Lebensstil

Neben ausreichendem Schlaf ist auch ein gesunder Lebensstil sehr wichtig für deine Regeneration und somit auch für deinen Erfolg im Training. Du solltest also nicht jedes Wochenende Alkohol trinkend bis 5 Uhr in der Früh unterwegs sein.

Wir wollen mit diesem Programm maximale Erfolge erzielen und deshalb sollten wir uns auch dementsprechend verhalten und gesund leben. Gehe lieber in deiner Freizeit mit Freunden ins Kino oder gemütlich eine Kleinigkeit essen. Dein Körper wird es dir danken!

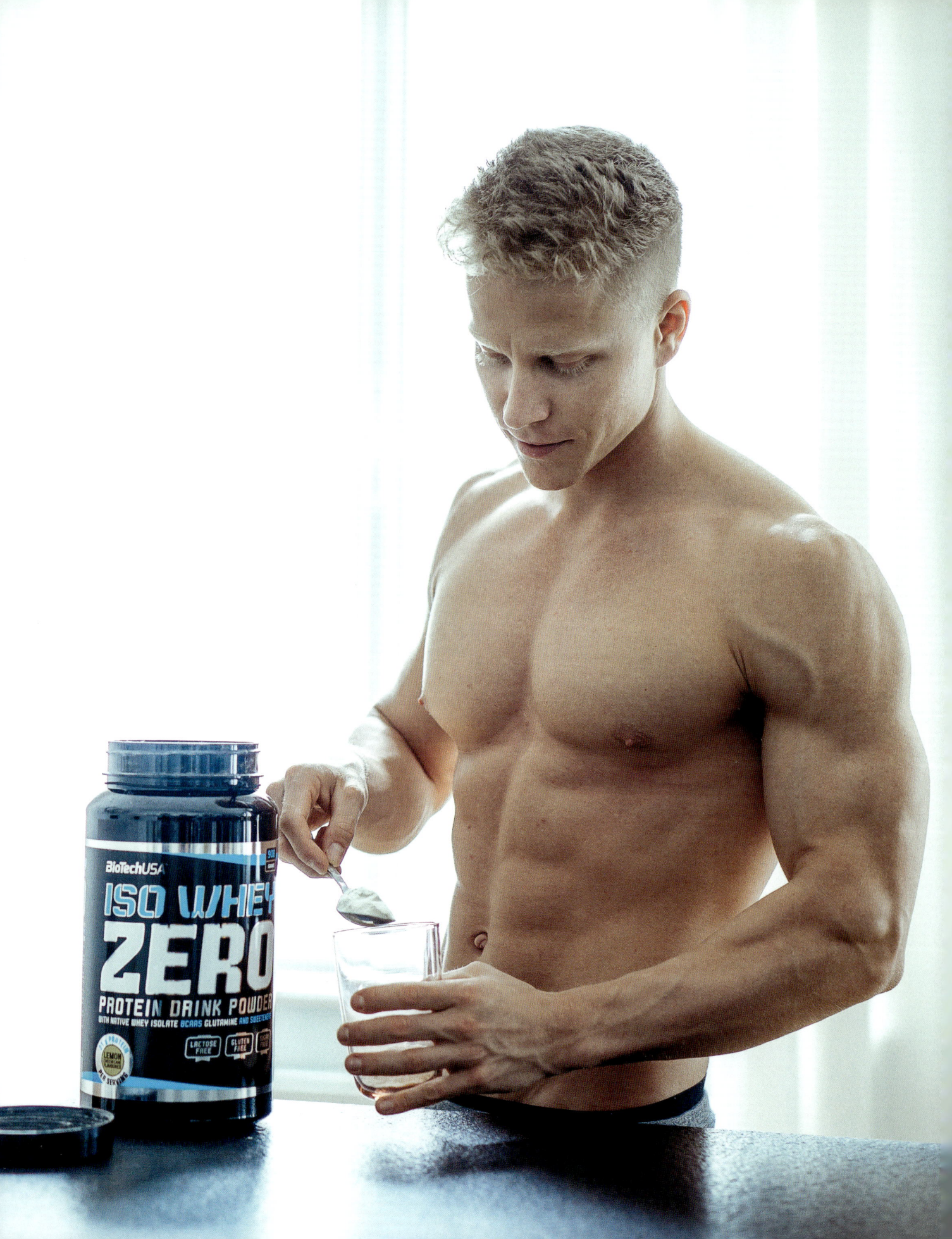

Supplement Ratgeber

Allgemein

Kein anderes Thema wird in der Fitnessszene so häufig diskutiert wie das Thema „Supplemente". Jeder Anfänger hört, er müsse Protein-Shakes und Tonnen von irgendwelchen Kapseln zu sich nehmen, um gute Ergebnisse zu erzielen. Dass dies komplett falsch ist, erfährt man leider oft erst nach einer gewissen Zeit.

Es gibt jedoch einige sehr gute und auch effektive Supplemente, die dir helfen, schneller an dein Ziel zu kommen und deren Einnahme auch Spaß macht.

Ebenso kannst du einige wichtige Vitamine supplementieren, wenn du zu wenig davon aus der Nahrung aufnimmst, was als Sportler oft vorkommen kann. Möchtest du dies wirklich perfekt machen und wissen, ob du zusätzlich Vitamine supplementieren solltest, würde ich dir empfehlen, dies von einem Arzt testen zu lassen. Somit weißt du genau, ob du einen Vitaminmangel hast und somit ergänzend Vitamine zu dir nehmen solltest.

Nun möchte ich dir einige wichtige Supplemente vorstellen, die ich selbst zu mir nehme und empfehle.

Kreatin

Kreatin ist für mich das beste Supplement, das es gibt. Es gibt meiner Meinung nach kein anderes Supplement, das eine so nützliche Wirkung hat wie dieses. Andere Supplemente können oft durch die Nahrung ersetzt werden, Kreatin kann in ausreichender Menge jedoch nicht wirklich über die Ernährung aufgenommen werden.

In vielen Langzeitstudien wurde eine leistungssteigernde Wirkung bestätigt. Kreatin gibt dir ein paar Prozent mehr Kraft, was wiederum zu schnellerem Muskelaufbau führt. Ungesund oder schädlich ist Kreatin für gesunde Menschen, die davon täglich 3-5 Gramm zu sich nehmen, keine Erkrankung haben und während der Einnahme genug Wasser trinken, nicht.

Es wird viel darüber geredet, auch dass es angeblich Wasser unter der Haut ablagert und man somit „schwammig" aussieht. Dies ist unwahr. Ja, Kreatin zieht zwar Wasser in die Muskulatur, jedoch nicht unter die Haut. Das hat den Vorteil, dass du etwas mehr Kraft aufbaust und womöglich sogar besser aussiehst als ohne Kreatin.

Ich persönlich nehme 3-5 g Kreatin täglich, und zwar Kreatin Monohydrat in Pulverform. Oft steht etwas anderes auf den Packungen, 3-5 g reichen aber vollkommen aus. Der Zeitpunkt der Einnahme ist hierbei egal. Ich mische es meist morgens nach dem Aufstehen mit Wasser oder trinke es in einem Protein-Shake.

Whey Protein

Whey Protein ist sicherlich das bekannteste Supplement, ein sehr schnell verfügbares und zugleich günstiges Protein. Es gibt auch andere Proteinpulver am Markt, wie zum Beispiel Casein.

Muss man unbedingt Protein Shakes trinken, um Erfolge zu erzielen?

Die Antwort auf diese Frage ist ganz klar: Nein. Es ist nicht unbedingt notwendig, Proteinpulver zu sich zu nehmen. Dass Protein enorm wichtig ist, hast du bereits gelernt. Du kannst es jedoch auch sehr gut über die Nahrung aufnehmen, damit dein eigener Proteinbedarf komplett gedeckt wird. Solltest du keine Probleme haben, dein Protein durch die Nahrung zu decken, ist Whey Protein nicht unbedingt nötig.

Trotzdem ist es nicht falsch, Whey Protein zu konsumieren, vor allem, wenn wir wie bei FIT&SHREDDED täglich eine hohe Menge Protein benötigen. Es ist eine top Proteinquelle, die man jederzeit zu sich nehmen kann, ohne etwas zubereiten zu müssen. Im Alltag ist dies oft wirklich perfekt, weshalb ich es klar empfehle.

Ich selbst trinke meist direkt nach dem Training einen Shake mit etwa 25 g Whey Protein, da ich im Gym meist nichts zum Essen mithabe. Oft ist ein leckerer Shake auch meine erste Mahlzeit am Tag.

Nebenbei schmeckt es noch extrem gut, wie ein Milchshake - und das zu trinken, macht auch einfach Spaß. Zusätzlich benutze ich es oft bei der Zubereitung von leckeren Fitness Rezepten, die du im SHREDDED KITCHEN sowie im MUSCLE KITCHEN Kochbuch findest.

Omega-3-Fettsäuren

Omega-3-Fettsäuren kommen vor allem in fettreichem Meeresfisch vor, aber auch in anderen Lebensmitteln wie Leinöl oder Chia Samen. Da heutzutage die meisten Menschen viel zu wenig Fisch verzehren, nehmen viele von uns suboptimale Mengen an Omega-3-Fettsäuren auf.

Diese haben jedoch zahlreiche positive Wirkungen auf unseren Körper und unsere Gesundheit, beispielsweise können sie möglicherweise die Blutfettwerte verbessern sowie eine entzündungshemmende Wirkung hervorrufen. Deshalb ist es ratsam, sie zu supplementieren, falls man nicht genügend fettreichen Meeresfisch isst.

Ich persönlich supplementiere täglich etwa 3 g Fischöl Kapseln, um sicher zu gehen, genügend Omega-3-Fettsäuren zu mir zu nehmen.

Vitamin C

Vitamin C ist wohl das bekannteste Vitamin. Es ist sehr wichtig für ein gut funktionierendes und starkes Immunsystem und ist außerdem noch bei vielen anderen Prozessen in unserem Körper beteiligt.

Ob man Vitamin C neben der Nahrungsaufnahme noch supplementieren soll, hängt davon ab, wie viel Obst und Gemüse man isst. Als Sportler nehme ich dennoch täglich etwa 200 mg Vitamin C zusätzlich zu mir, um auf Nummer sicher zu gehen. Eine Überdosierung mit Vitamin C ist praktisch nicht möglich, da es ein wasserlösliches Vitamin ist und alles Überschüssige somit einfach wieder ausgeschieden wird.

Vitamin K2

Vitamin K2 ist ein fettlösliches Vitamin, somit sollte es gepaart mit Fett verzehrt werden, um eine bessere Aufnahme zu gewährleisten. Vitamin K2 spielt eine Rolle in der Blutgerinnung sowie beim Knochenaufbau und weist ein positive Wirkung für das Herz-Kreislauf-System auf. Besonders gut synergiert es mit Vitamin D3, welches ich ebenfalls empfehle. Solltest du Blutgerinnungshemmer nehmen oder eine andere Erkrankung haben, so supplementiere bitte kein Vitamin K2.

Wie bei allen anderen Vitaminen ist auch hier eine Überprüfung der aktuellen Versorgung sinnvoll, um festzustellen, ob man es supplementieren sollte. Ich persönlich nehme 100µg von natürlichem Vitamin K2 (MK-7) pro Tag.

Vitamin D3

Vitamin D3 ist ebenfalls ein fettlösliches Vitamin, weshalb es auch in Verbindung mit Fett gegessen werden sollte. Es hat beispielsweise positive Effekte auf die Immun- und Hormonfunktion und hilft, die Stimmung gerade im Winter aufzuhellen.

Wenn man ganz genau wissen möchte, ob man Vitamin D3 supplementieren soll, kann man dies eigentlich nur mit einem Bluttest herausfinden. Ich persönlich nehme jedoch auch ohne Bluttest Vitamin D3 täglich und zwar 2000IU pro Tag (50µg). Wenn ich im Sommer viel in der Sonne bin, supplementiere ich kein Vitamin D3. Das ist dann nämlich nicht notwendig, da der Körper durch die Sonneneinstrahlung Vitamin D3 selbst produziert.

Zink

Obwohl eine normale, ausgewogene Ernährung meist genügend Zink liefert, können vor allem Sportler, die viel schwitzen, von einer Supplementierung definitiv profitieren.

Zink gehört zu den lebensnotwendigen Spurenelementen und trägt gemeinsam mit Vitamin C einen großen Anteil zu einem gut funktionierenden Immunsystem bei. Es ist außerdem an der Bildung von Hormonen beteiligt und fördert die Wundheilung. Zink hat mir persönlich auch geholfen, mein Hautbild zu verbessern.

Ein Zinkmangel kann unter anderem Müdigkeit und Antriebsschwäche hervorrufen, ebenso kann es sein, dass man leichter krank wird.

Ich persönlich nehme 15-25 mg Zink täglich. Wichtig ist es, Zink nicht auf nüchternen Magen zu nehmen, sondern zuerst etwas zu essen.

Welche Supplemente helfen dir noch, deine Ziele zu erreichen?

Es gibt noch einige andere Supplemente, die ich dir empfehlen kann und die dir vielleicht helfen, ein paar Prozent mehr Erfolge zu erzielen.

Koffein

Koffein, wie es auch in Kaffee oder grünem Tee vorkommt, ist vor dem Training ein sehr guter "Booster", um richtig wach zu werden und motiviert ins Training zu starten.

Du musst kein Koffein zu dir nehmen, um gut trainieren zu können. Ich persönlich kann es aber definitiv empfehlen, um einen guten Fokus im Training zu haben. Ich trinke entweder 1-2 Tassen schwarzen Kaffee, oder supplementiere zum Beispiel 100-200 mg Koffein eine halbe Stunde vor dem Training, beispielsweise in Form eines Trainingsboosters. Falls du noch nie Koffein konsumiert hast, solltest du vorerst mit einer sehr geringen Dosis anfangen und die Einnahme dann eventuell noch steigern.

Trainingsbooster

Trainingsbooster gehören definitiv zu den meist diskutierten, geliebten, aber auch gehassten Themen im Fitnessbereich. Viele können ohne Booster gar nicht mehr ins Gym gehen, andere verabscheuen sie, da sie der Meinung sind, sie seien wirklich ungesund. Doch was stimmt nun?

Trainingsbooster sind eine Mischung aus bestimmten Stimulanzien, Aminosäuren und anderen Supplementen. Inhaltsstoffe sind meist Koffein, Kreatin, Beta Alanin, BCAA's, Citrullin, etc. Man kann dadurch einen besseren Fokus sowie einen besseren „Pump" im Training haben, sprich eine Verbesserung der Durchblutung der Muskulatur.

Es kommt bei diesem Thema sehr darauf an, welchen Booster man verwendet. In der Tat gibt es wirklich welche, die alles andere als gesund sind. Vor allem in den USA findet man Booster mit bestimmten Inhaltsstoffen, die in Europa sogar verboten sind und als „Droge" bzw. Dopingmittel gelten. Davon solltest du auf jeden Fall die Finger lassen.

Es gibt jedoch Booster, die eine sehr gute Zusammensetzung sowie Dosierung haben und dir helfen, im Training noch mehr Leistung zu bringen. Du kannst dir diese Inhaltsstoffe jedoch auch selbst zusammenstellen, wenn du möchtest und somit deinen „eigenen Booster" entwickeln.

Ich persönlich verwende ebenfalls manchmal einen Booster, um im Training 110% zu geben und den perfekten Fokus zu haben. Vor allem nach einem anstrengenden Tag ist das oft wirklich super. Falls du einen Booster verwendest, empfehle ich dir, zunächst mit einer halben Portion zu beginnen und diese dann bei Bedarf zu erhöhen.

Sind Supplemente notwendig für den Erfolg?

Grundsätzlich ist zu bemerken, dass Supplemente keine Wundermittel sind. Erfolge entstehen erst durch Disziplin in Bezug auf Training und Ernährung. Zusätzlich können Supplemente dir jedoch helfen, ein wenig erfolgreicher zu sein.

Einerseits gibt es wie bereits beschrieben Produkte wie Kreatin, die deine Leistung etwas erhöhen können, andererseits sind Supplemente wie Whey Protein in meiner Ernährung kaum noch wegzudenken. Dadurch kann ich meine Ernährung noch besser optimieren, Fitness Rezepte kreieren und einen leckeren Shake trinken, der beispielsweise nach Schokolade schmeckt.

Zusätzlich hast du eben auch gelernt, dass viele Supplemente sehr gut für deine Gesundheit sowie deine Fitness sein können, wie beispielsweise Omega-3-Fettsäuren oder Vitamin D3. Und denk' daran: Gesundheit ist eines der wichtigsten Dinge im Leben, darauf sollten wir wirklich achten.

Es macht auch einfach Spaß, bestimmte Nahrungsergänzungsmittel zu sich zu nehmen und dadurch noch mehr Power und Spaß im Training zu haben. Auch Produkte wie Proteinriegel finde ich hin und wieder einfach gut. Und du weißt: Spaß ist für mich einer der wichtigsten Faktoren.

Hiermit habe ich dir nun die wichtigsten Supplemente erklärt, die du definitiv auch bei FIT&SHREDDED verwenden kannst.

Es gibt natürlich noch weit viel mehr, die du zu dir nehmen kannst, wie beispielsweise auch Mineralien, welche ich aber nicht generell empfehlen möchte, da hier eine Supplementierung sehr von der Ernährung abhängt. Ebenso gibt es natürlich auch bestimmte Aminosäuren, die auch für das Training positiv sein können, wie beispielsweise Citrullin-Malat.

Wenn du Fragen zu Supplementen hast, poste diese einfach in die Teamgruppe. Hier helfen dir bestimmt viele Mitglieder mit ihrer Erfahrung weiter und können dir bestimmte Supplemente empfehlen.

Motivation

Wie kannst du dich selbst motivieren,
immer 110% zu geben?

Mentale Einstellung

Du hast dich bereits für FIT&SHREDDED entschieden, was bedeutet, dass du definitiv etwas ändern möchtest. Sollte es trotzdem eine Phase geben, in der dir die Motivation etwas fehlt, ist dies nicht schlimm. Das gibt es bei allen Menschen und in jedem Bereich unseres Lebens. Wichtig ist nur, dass du das so schnell wie möglich abhakst, wieder „aufstehst" und verdammt nochmal Vollgas gibst. Erinnere dich immer daran, wieso du mit FIT&SHREDDED begonnen hast.

Du hast zu Beginn dieses Programms etwas versprochen. Und zwar, dass du niemals aufgibst und FIT&SHREDDED zu 100% durchziehst. Denke immer wieder daran, dein Versprechen dir gegenüber zu halten. Erinnere dich daran, dass du die beste Form deines Lebens erreichen willst und hinter dir ein großes Team hast, das genauso wie du sein Ziel erreichen möchte.

Diese mentale Einstellung ist das Wichtigste und ohne sie wird man nicht erfolgreich werden. Dies gilt in allen Bereichen des Lebens. Körper und Psyche hängen sehr stark zusammen, mehr als viele Leute denken. Mir war es ein großes Anliegen, dies auch bei diesem Programm einzubauen, da es für mich - wie gesagt - ein großer Teil des Erfolges ist.

Folgende Bereiche kann ich dir zusätzlich auch ans Herz legen, falls du einen neuen Motivationsschub brauchst:

Videos, die dich motivieren

Ein Hauptgrund, wieso ich meinen YouTube Channel habe ist, dass ich dadurch enorm viele Menschen motivieren kann. Das meiste Feedback, das ich bekomme, ist: „Durch deine Videos bekomme ich richtige Motivation. Danke dafür."

Schau dir Videos an, die dich motivieren und inspirieren. Egal, ob das Trainingsvideos sind, bei denen du einfach nur noch ins Gym fahren möchtest, oder ob es ganz andere Themen sind, die dir neue Motivation geben.

Mein großes Anliegen ist es, neben perfekten Trainingsvideos und Videos über Ernährung, auch ganz andere Videos zu machen, die Menschen motivieren. Nämlich solche, wo es darum geht, im Leben alles zu geben, etwas zu erreichen, etwas Großartiges zu leisten, etwas durchzuziehen und nicht auf Neider zu hören. Diese Message nach außen zu tragen, ist mir enorm wichtig.

Verfolge meine YouTube Videos und ich bin mir sicher, ich werde dich noch einmal ein großes Stück mehr motivieren. Ich freue mich, dich auf YouTube zu sehen, über einen Kommentar von dir oder vielleicht einfach ein positives Feedback von dir zu bekommen.

Mein ▶ YouTube Channel: „David Lengauer"

Halte dir dein Ziel vor Augen!

Stelle dir bereits im Kopf vor, wie es wäre, wenn du dein Ziel erreicht und die 12 Wochen mit FIT&SHREDDED erfolgreich absolviert hast. Stelle dir vor, wie du die Form deines Lebens hast und stolz auf diese Zeit zurückblicken kannst.

Diese Vorstellung ist sehr wichtig, denn alles beginnt im Kopf. Es muss für dich unvorstellbar werden, dieses Ziel nicht zu erreichen. Halte es dir somit vor Augen, fokussiere dich darauf und setze es um - mit 110% Leidenschaft und Energie. Denke an den Moment, wenn du die 12 Wochen erfolgreich geschafft hast. Dieses Gefühl wird unbeschreiblich sein.

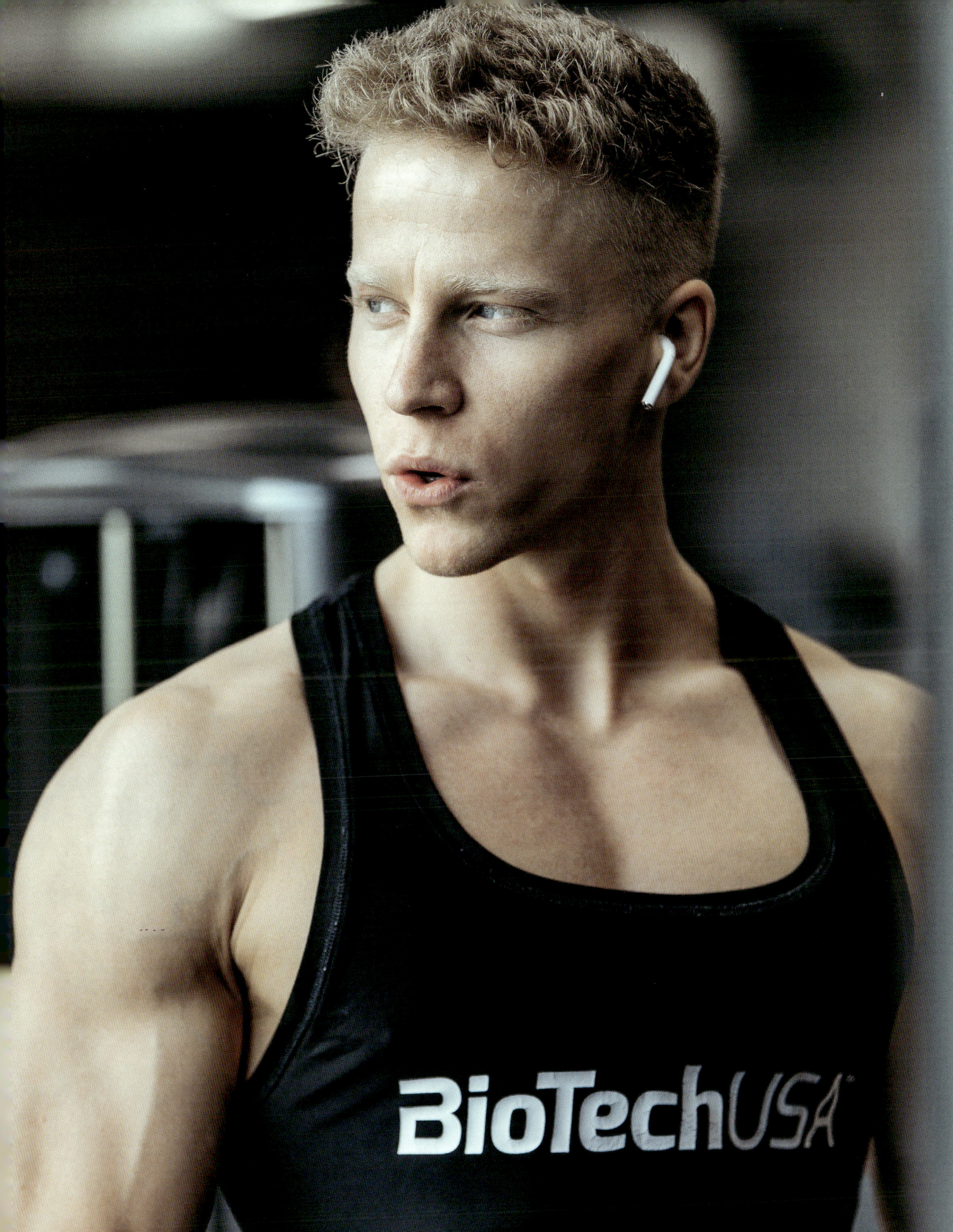

Unsere Mission

Viele Menschen denken immer nur daran, was sie selbst schaffen und erreichen möchten. Das ist auch wichtig und gut so, doch nur die wenigsten wissen, dass man dabei selbst einen sehr wichtigen Auftrag hat, den man meiner Meinung nach erfüllen muss:

„Wenn man im Leben etwas schafft, ist es unsere Aufgabe, auch anderen dabei zu helfen, etwas zu schaffen. Das ist unsere Mission."

Du hast den Schritt gewagt und bist Teil unseres Teams geworden. Spätestens mit diesem Programm hast du begonnen dich zu verändern, gesund zu leben, dich gut zu ernähren und einen positiven Lebensstil zu pflegen. Du weißt jetzt, wie wichtig das für dich ist, und dass es genauso für jeden anderen Menschen bedeutend wäre. Dies müssen wir nun nach außen tragen, gemeinsam diese Message verbreiten und andere motivieren, es auch zu tun.

Wir müssen beweisen, was möglich ist, wenn man sich gesund ernährt, Sport betreibt und konsequent etwas mit Hilfe eines Planes durchzieht. Wir wollen anderen zeigen, was man Großes erreichen kann, wenn man im Team gemeinsam an einem Ziel arbeitet, dass gesunde Ernährung richtig lecker sein kann und es unglaublichen Spaß macht, diesen Lebensstil zu pflegen.

Wichtig ist es, anderen zu vermitteln, wie toll es sich anfühlt, wenn man sich positiv verändert, Selbstbewusstsein aufbaut, gut aussieht und etwas erreicht. Ihnen klar zu machen, dass sie genau dieselbe Chance haben wie du. Sie zu motivieren und zu inspirieren, ist unsere Aufgabe, unsere Mission. Bitte merk' dir das!

Vielleicht wurdest du selbst auch inspiriert, mit FIT&SHREDDED oder LEAN&MASSIVE zu starten, weil du andere Ergebnisse aus dem Team gesehen hast und diese dir gezeigt haben, was möglich ist. Aber was wäre, wenn diese Personen keine Fotos gemacht und dich nicht animiert hätten, selbst zu starten? Oder dir niemand von FIT&SHREDDED erzählt hätte? Vielleicht hättest du dann nicht diesen Schritt gewagt, der extrem viel für dich in der Zukunft bedeuten wird.

Dazu kommt: Wenn du andere motivierst und ihnen zeigst, was möglich ist, wirst DU SELBST auch noch erfolgreicher und besser. Das stärkt enorm dein eigenes Selbstbewusstsein, weil du anderen Menschen hilfst, ihre Ziele zu erreichen.

Ich persönlich mache in meinem Leben genau das. Meine Aufgabe ist es seit Jahren, andere zu motivieren und für mich gibt es nichts Schöneres. Das ist meine Mission und meine Aufgabe geworden, die ich mein ganzes Leben verfolgen werde. Und glaube mir: Es ist das Beste, was es gibt.

Starte auch du damit! Motiviere andere, etwas zu ändern und wie du diesen Schritt zu machen. Motiviere sie, in unser Team zu kommen. Zeige, was wir hier schaffen, wie wir zusammenhalten und welche Erfolgsgeschichten wir vorweisen können. Egal, ob durch Social Media, oder persönlich. Gemeinsam sind wir noch stärker und können sehr viel erreichen. Verbreite diese Message und trage dazu bei, dass wir das größte und beste Fitness Team werden. Zeigen wir gemeinsam den Menschen, wer wir sind!

#ONETEAM

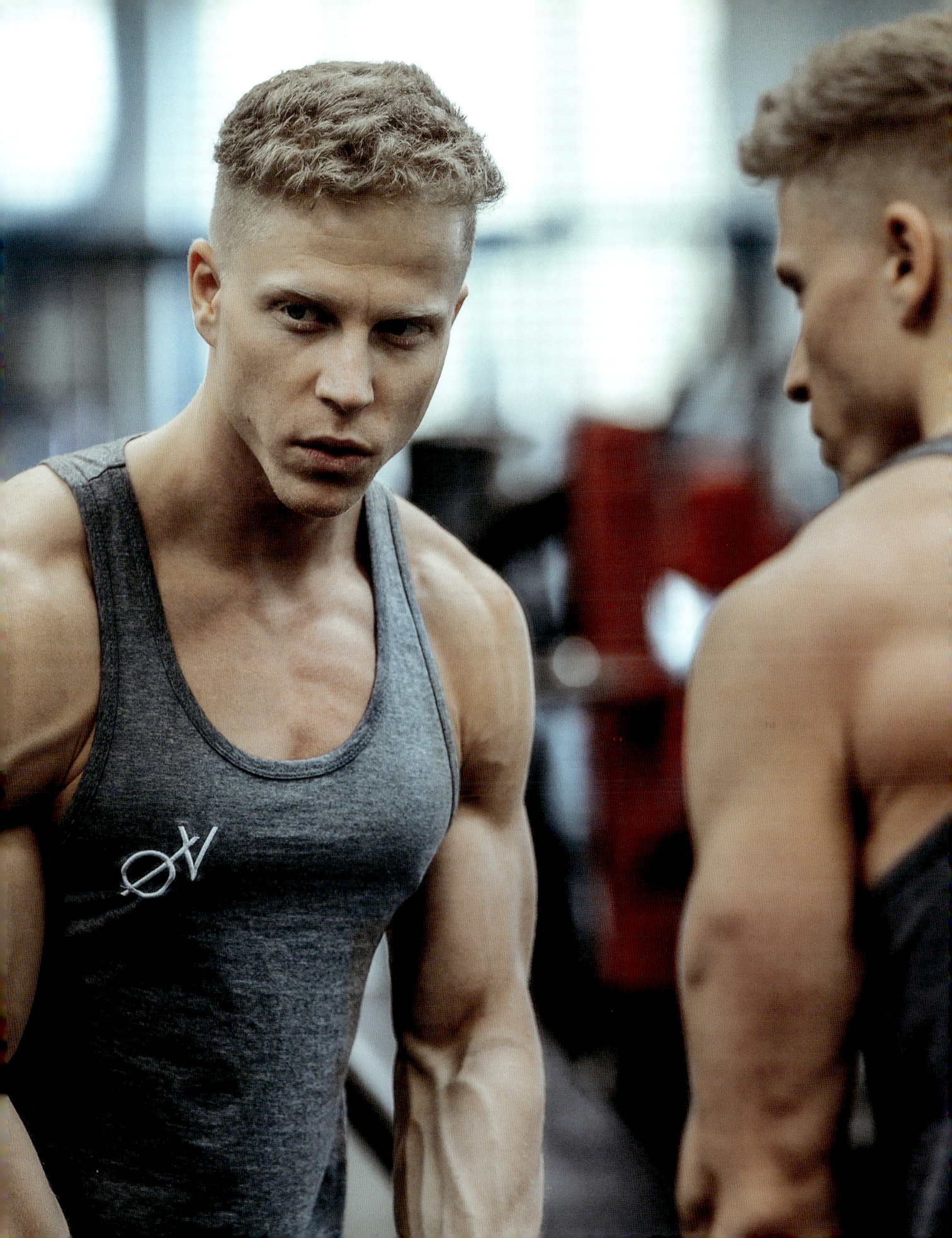

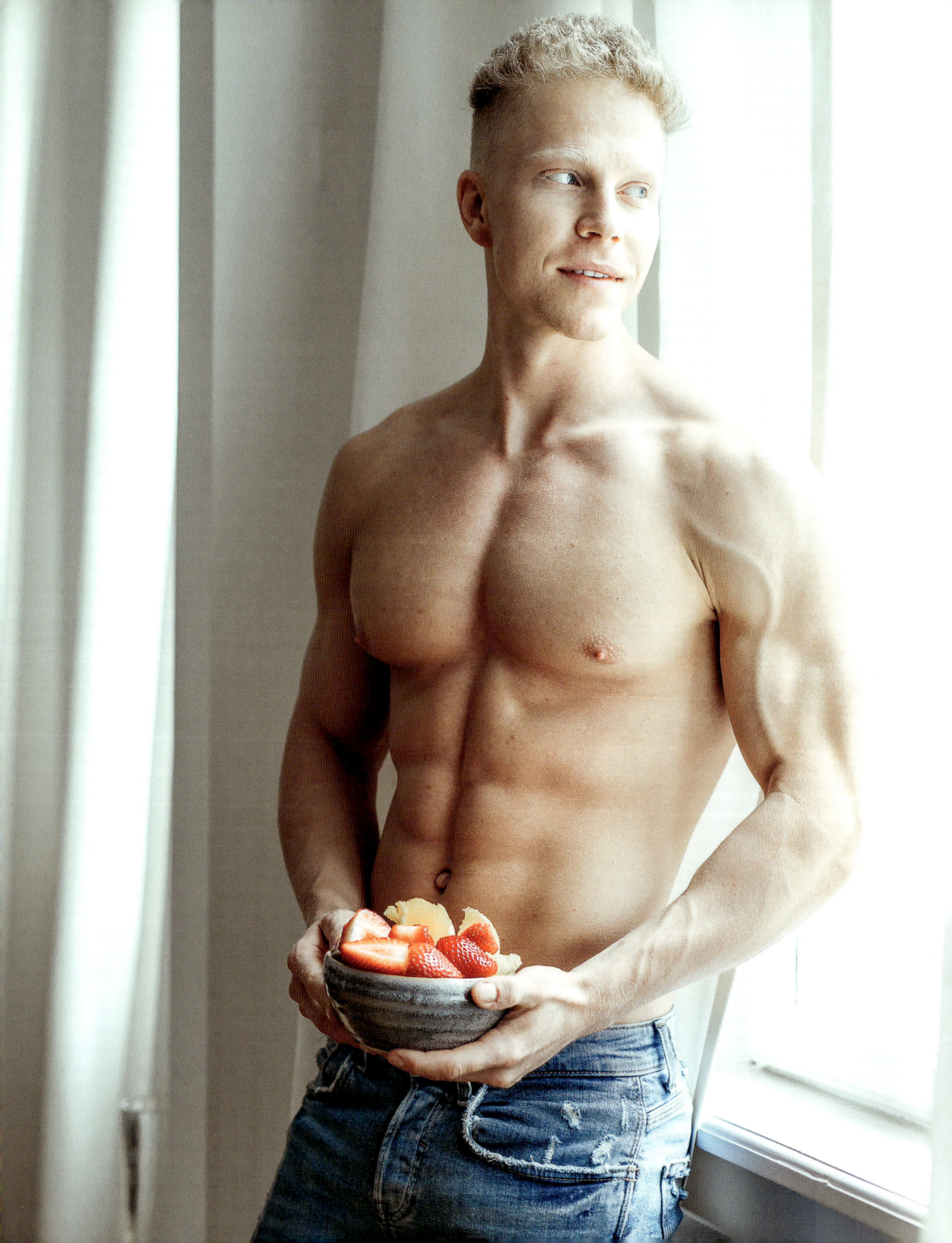

Nachwort

Liebes Teammitglied,

ich bin glücklich, dass du den Schritt gewagt hast, in unser Team zu kommen und mit uns gemeinsam durchzustarten. Danke für dein Vertrauen.

Ich hoffe, dass dieses Programm sowie dieses Team deinen Vorstellungen entspricht und du damit deine Ziele erreichst. Setze ebenso die darin enthaltenen, zusätzlichen Tipps bezüglich Gesundheit, Regeneration oder auch Motivation um.

Denk' daran: Wir haben eine gemeinsame Mission und ein gemeinsames Ziel. Wir wollen dieses Team weiter aufbauen und Menschen dazu bringen, zu uns zu kommen, damit sie im Leben etwas erreichen. Das ist unsere Aufgabe.

Empfiehl FIT&SHREDDED weiter, zeige es deinen Freunden, Kollegen, Familienmitgliedern und verbreite diese Message, egal, ob im Internet, oder persönlich. Lass uns gemeinsam FIT&SHREDDED groß machen - als Team, denn du bist nun ein Teil davon. Ich bin für jeden Support dankbar.

Ich würde mich sehr freuen, wenn du dir ebenso unsere Kochbücher SHREDDED KITCHEN und MUSCLE KITCHEN zulegst und mit uns gemeinsam leckere Rezepte kochst. Lass uns in Zukunft durchstarten, Spaß haben und gemeinsam als Community etwas Großartiges erreichen.

Poste in unsere Teamgruppe und sende mir auch gerne eine private Nachricht mit deinem Feedback zu diesem Programm. Ich kann es kaum erwarten, dein Ergebnis und deine Transformations-Bilder zu sehen, um damit weitere Menschen zu motivieren.

Danksagung

Ich weiß gar nicht, ob es bei solch einem Buch üblich ist, jemandem am Ende zu danken. Doch es ist für mich viel mehr als nur ein Fitnessprogramm. Es ist ein Mittel, um Menschen zusammen zu bringen, sie dazu zu motivieren, gesünder zu leben, sich besser zu ernähren, etwas im Leben zu erreichen, sich positiv zu verändern, selbstbewusster zu werden, Spaß an der Ernährung und am Training zu haben und somit ein besseres und glücklicheres Leben zu führen - das alles können wir mit Hilfe dieses Buches erreichen. Das ist etwas extrem Tolles im Leben.

Ich bin unglaublich dankbar, dass ich die Möglichkeit habe, das alles tun zu können. Das ist nicht selbstverständlich, das schätze ich sehr, denn es ist mein Traum und meine Aufgabe geworden, Menschen zu motivieren und ihnen zu helfen.

Außerdem habe ich in dieses Programm viel Herz und mein komplettes Wissen hineingesteckt. Jedes Detail wurde gemeinsam besprochen und entschieden, unzählige Tage wurden damit verbracht, den perfekten Inhalt zu erstellen. Ich kann gar nicht beschreiben, wie viel Arbeit und Schweiß hier von einem ganzen Team investiert wurde. Ich bin wirklich stolz auf dieses Programm und auf dieses Buch.

Deshalb möchte ich an erster Stelle all meinen Followern und unseren Teammitgliedern meinen Dank aussprechen, denn deren Fragen und Feedback waren die Grundlage für dieses Buch, das es ohne euch nicht geben würde. Danke für jegliche Unterstützung und jeden Support, den ihr mir täglich gebt.

Ich danke jedem, der den Schritt gewagt hat, Teil unseres Teams zu werden und mit FIT&SHREDDED zu starten.

Ich bin meiner Familie für all ihre Unterstützung dankbar. Hier möchte ich vor allem meinem Bruder Lukas Danke sagen, der mir auf meinem bisherigen Weg sehr viel geholfen hat und mir jederzeit zur Seite steht.

Zuletzt möchte ich allen danken, die an diesem Buch mitgearbeitet und ihren Teil dazu beigetragen haben, dass es so wurde, wie es jetzt ist.

David

Impressum

© 2018 David Lengauer Sports Management GmbH,
Wien, Österreich
Druck und Bindung: GRASPO CZ, a.s., Zlín
ISBN: 978-3-9504483-5-1

Autor:
David Lengauer

Unterstützung beim Inhalt:
Lukas Lengauer, BSc
Niklas Heintz

Projektmanagement:
David Lengauer
Pascal Sabatnig, BA

Grafik Design:
Pascal Sabatnig, BA

Fotografie:
Christopher Tarkus (@tarkus_photography)
Sergiu Andrés (@s4andres)
Thomas Unterberger
(@thomasunterberger_photography)
Stefan Häusler (@stefan_haeusler)

Cover Model:
Stephanie Bässler (@stephaniebaessler)

 davidlengauer.com

 facebook.com/**davidlengauer**

 instagram.com/**davidlengauer**

 youtube.com/**davidlengauer**

Haftungsausschluss

Sämtliche Ratschläge und Tipps in diesem Buch sind unverbindlich. Die Empfehlungen dieses Buches sind allgemein gehalten und nicht auf bestimmte Personen individuell zugeschnitten.

Das Programm ist nur für Normalgewichtige geeignet. Personen, die an Diabetes erkrankt oder schwanger sind, wird die Teilnahme am Programm ohne vorherige Rücksprache mit ihrem Arzt nicht empfohlen. Ebenso wird das Programm bei Untergewicht, Adipositas (krankhaftem Übergewicht) und weiteren Krankheiten ohne Rücksprache mit Ihrem Arzt nicht empfohlen.

Vor Änderung der Ernährungs- und/oder Trainingsgewohnheiten entsprechend den Ratschlägen dieses Buches ist ein Arzt, Ernährungsberater oder Sportwissenschaftler aufzusuchen, um mit ihm die geplanten Änderungen der Ernährungs- und/oder Trainingsgewohnheiten zu besprechen. Sollte es bei den Änderungen zu Problemen kommen, sind diese unverzüglich zu beenden und umgehend ein Arzt aufzusuchen.

Zur Vermeidung von Verletzungen ist vor Beginn des Trainings entsprechendes Aufwärmen erforderlich und dabei insbesondere auf die Körperpartien Rücksicht zu nehmen, die trainiert werden sollen. Das Training hat nur im Rahmen der eigenen körperlichen Grenzen zu erfolgen.

Eine Gewährleistung auf den Erfolg ist ausgeschlossen.

Alle in diesem Buch dargestellten Inhalte (z.B. Ernährungspläne, Trainingspläne, Übungserklärungen, Rezepte, Informationen, Produktempfehlungen,...) unterliegen keinerlei ärztlichen oder fachlichen Überprüfung und basieren alleine auf den persönlichen Erfahrungen des Autors. Weder der Autor noch der Herausgeber übernehmen ausdrücklich oder implizit, Gewähr für den Inhalt des Werkes, etwaige Fehler oder Äußerungen.

Für den Inhalt wird keinerlei Haftung übernommen. Sollten beispielsweise bei der Umsetzung des Trainings, bei der empfohlenen Ernährung oder beim Kochen gesundheitliche Schäden oder Einschränkungen entstehen, übernehmen der Autor sowie der Herausgeber keine Haftung. Trotz größter Sorgfalt wird keine Gewähr für Richtigkeit und Vollständigkeit des Inhalts sowie der Informationen übernommen.